TEE Pocket Manual

TEE 掌中宝

· 原书第 2 版 ·

原著 [美] Leanne Groban
　　 [美] Chandrika Rajan Garner
主译 陈 宇 熊 玮
主审 黄文起 冯 霞

U0320127

中国科学技术出版社
· 北 京 ·

图书在版编目（CIP）数据

TEE 掌中宝：原书第 2 版 /（美）莱恩·格罗班（Leanne Groban），（美）钱德里卡·拉詹·加纳（Chandrika Rajan Garner）原著；陈宇，熊玮主译. —北京：中国科学技术出版社，2022.1

书名原文：TEE Pocket Manual, 2E

ISBN 978-7-5046-9060-9

Ⅰ . ① T… Ⅱ . ①莱… ②钱… ③陈… ④熊… Ⅲ . ①心脏病－超声波诊断 Ⅳ . ① R540.4

中国版本图书馆 CIP 数据核字 (2021) 第 093109 号

著作权合同登记号：01-2021-2867

策划编辑	池晓宇　焦健姿
责任编辑	黄维佳
装帧设计	佳木水轩
责任印制	李晓霖

出　　版	中国科学技术出版社
发　　行	中国科学技术出版社有限公司发行部
地　　址	北京市海淀区中关村南大街 16 号
邮　　编	100081
发行电话	010-62173865
传　　真	010-62179148
网　　址	http://www.cspbooks.com.cn

开　　本	787mm×1092mm　1/32
字　　数	134 千字
印　　张	7
版　　次	2022 年 1 月第 1 版
印　　次	2022 年 1 月第 1 次印刷
印　　刷	天津翔远印刷有限公司
书　　号	ISBN 978-7-5046-9060-9 / R·2707
定　　价	98.00 元

ELSEVIER

Elsevier (Singapore) Pte Ltd.
3 Killiney Road, #08-01 Winsland House I, Singapore 239519
Tel: (65) 6349-0200; Fax: (65) 6733-1817

译者名单

主　译　陈　宇　熊　玮

主　审　黄文起　冯　霞

译　者（以姓氏笔画为序）

　　　　王晓娥　刘家欣　李　琪　肖　力

　　　　沈月坤　陈　宇　陈晓翔　熊　玮

内容提要

本书引进自世界知名的 Elsevier 出版社，由来自美国北卡罗来纳州 Wake Forest 医学院麻醉科的 Leanne Groban 和 Chandrika Rajan Garner 联合编写。全新第 2 版，涵盖了 TEE 技术所有涉及的 28 个切面，更新了瓣膜性心脏病（特别是主动脉瓣和二尖瓣狭窄及关闭不全）的 ASE 分级，增加了容积和压力超负荷状况下右心室功能评估的相关内容，各章均包含超声心动图特定的二维结果、彩色血流和多普勒成像、代表性原理示意图、TEE 图像及图表。本书内容简明，图文并茂，方便读者查阅，适合广大麻醉科、心脏科及对 TEE 技术感兴趣的相关医师阅读参考。

中文版序

经食管超声心动图(TEE)技术应用于手术中是20世纪末至今在心血管手术麻醉领域的重大革新。TEE不仅为心脏外科医生提供了心脏结构与手术效果的即时影像评估，更为麻醉科医生提供了对心功能和血流动力学的全新监测手段，使临床诊疗更加精准、快速。目前，TEE已更广泛地应用于器官移植手术及急危重症的围术期管理方面。不仅麻醉科医生在学习TEE，心外科、心内科、体外循环科、ICU的医生也在学习TEE，这使得整个围术期团队的治疗目标更加统一，至此麻醉学开始真正走向围术期医学。在我国，TEE在围术期的应用发展迅速，麻醉医生作为围术期食管超声的主要使用者，非常需要心脏超声的各种参考书，特别是手术间里便于携带查阅的口袋书，而这正是本书的优点与特色。感谢原书作者Leanne Groban和Chandrika Rajan Garner及Elsevier出版社授予版权，感谢中国科学技术出版社引进出版，感谢中山大学附属第一医院麻醉科陈宇教授、熊玮医师及刘家欣、肖力等医师组成的优秀翻译团队，在大家的共同努力下，为国内同行奉上又一部可在床旁使用的经食管心脏超声参考书。愿麻醉人站在理论之上，于实践中丰富工作经验，持续为人民健康服务。

中山大学附属第一医院　黄文起

近十年来，我们目睹了国内超声可视化技术在麻醉学中的应用逐渐普及。从基本的引导血管通道建立，到超声引导神经阻滞和疼痛治疗，再到床旁使用超声对心肺功能、脑功能和肾脏功能的评价，这不仅是临床技术的进步，更是临床麻醉治疗理念和思路的革新。对于超声技术的学习，每个麻醉科医生都不能缺席，超声技术已成为每个麻醉科医生必备的技能。本科室于 20 世纪末开始就一直关注国外 TEE 在术中的应用。经过近几年的临床实践，不仅使 TEE 成为心脏手术中不可或缺的诊疗利器，还培养了多位熟练掌握该项技术的麻醉医生，并进一步拓展了国内外同行交流的平台。

中山大学附属第一医院　冯　霞

译者前言

在围术期应用经食管超声心动图（TEE）技术，不仅是将其作为心血管系统解剖结构异常诊断的影像学手段，更将其作为麻醉科医生快速监护血流动力学的利器，同时将其作为围术期多学科医生（包括麻醉科医生、心外科医生、体外循环科医生、ICU医生等）共同交流的重要平台，从而使更多急危重症手术治疗变得精准、安全。

工欲善其事，必先利其器。学习TEE技术，沉迷于心脏影像之美的同时，亦前所未有地感受到医学的魅力和学无止境。本书的英文原版设计为口袋书的形式，图文并茂，言简意赅，将TEE技术的要点尽可能简化提炼出来，特别适合临床工作中携带和查阅，我们第一次见到便爱不释手。特别感谢我科王钟兴教授于2019年ASA年会时将本书的英文原版带回科室，感谢参与本书翻译工作的各位医生，感谢新青年麻醉平台的引荐及中国科学技术出版社编辑的帮助，使本书得以顺利翻译出版，并推荐给国内对TEE技术感兴趣的同行。希望本书能够成为各位同道在学习和实践TEE技术过程中"如影随形"的好帮手，进而为患者提供更好、更精准、更高质量的医疗服务。

中山大学附属第一医院　陈　宇　熊　玮

原书前言

2007 年，*TEE Pocket Manual* 出版后得到麻醉学和心脏病学从业者的广泛好评，于 2011 年修订并出版了西班牙语版本。全新第 2 版依旧延续了简洁的口袋书风格，可作为围术期心脏超声检查和重症诊疗医生在忙碌的临床工作中切实有用的助手。本版涵盖了最新术语和前沿观点，修订了诸多章节，并融入了美国超声心动图学会（ASE）指南的最新建议。全新第 2 版包括 TEE 技术所有涉及的 28 个切面；更新了瓣膜性心脏病（特别是主动脉瓣和二尖瓣狭窄及关闭不全）的 ASE 分级；增加了容积和压力超负荷状况下有关右心室功能评估的附加信息。对人工瓣膜部分进行了修改，只保留了最常用的瓣膜及各种经导管主动脉瓣膜的示例。将关于心内肿物和伪像的相关内容扩展为 TEE 在导管介入治疗中的应用，包括左心室辅助、二尖瓣夹子置入和左心耳封堵。2011 年修订时，增加了术中三维 TEE 的相关内容，此次对二尖瓣解剖和左心室功能的评价附上了相关超声图像并进行了深入讨论。

本书实用性强，可为住院医师、研究人员及使用心脏超声技术的临床工作人员（如麻醉科和重症监护室医师）提供快速参考信息。本书以 ASE 指南为主要参考（除非另有说明），编排精炼，便于携带。每一章都包含了特定的二维超声心动图结果、彩色血流和多普勒成像、代表性原理示意图、TEE 图像及图表。本版又增补了 20 余张图片。口袋书的设计使本书的使用更加简洁、方便。

当然，本书不能替代教材、专业超声心动图文献及相关指南的学习，也不能替代用于围术期 TEE 认证考试的详细阐释。我们期待本书能够成为麻醉科住院医师、专科医师、心脏科医师及其他已具备相关经验临床医师的好伙伴。

Leanne Groban

Chandrika Rajan Garner

致　谢

　　书稿的修订工作是一项艰巨任务，我们要感谢许多人，正是他们的帮助让此次修订工作顺利完成。首先，感谢学术秘书 Addie Larimore 的协助。特别感谢 Elsevier 出版社的工作团队，包括 Sri Vidhya Shankar、Meghan Andress、Dolores Meloni 和 Emily Costantino。感谢 Mandisa-Maia Jones 博士对新增补的三维内容所做的贡献。书稿的编撰工作常会占用大量的家庭生活时间。在此我们要感谢家人对我们的支持，尤其是 Chris Garner 和 Golden Grobans。我们还要感谢麻醉医师和众多同行，正是因为有他们的存在，推动我们每天不断学习。最后，也是最重要的一点，感谢我们的患者，让我们获得很多知识。

Leanne Groban

Chandrika Rajan Garner

目 录

第1章 超声的物理学基础
Basic Physics of Ultrasound

熊 玮 译

物理学

- 超声（ultrasound）：机械振动在介质中以大于每秒 20 000 个周期或 20kHz（高于可听范围）的频率传播。

（一）超声的原理与特征（图 1-1）

- 声信号的每个元素是正弦波。声信号通常要复杂得多，是多个正弦波分量的集合。与大多数"声音"不同，超声机呈现的是连贯的单个信号。
- 波峰和波谷表示的是声波的压缩区和稀疏区。
- 声波的一个周期是一次压缩和一次稀疏的总和。
- 波长（wavelength，λ）是声波上两个相似点之间的距离。
- 频率（frequency）是每秒的周期数（波峰和波谷），以赫兹（Hz）为单位。
- 振幅（amplitude）是声音的强度。通常以分贝（dB）为单位。
- 传播速度（velocity of propagation）是指每秒钟声音传播的距离。声音在给定介质中传播的速度取决于介质的密度和弹性特征。超声在骨骼中（4080m/s）的传播速度比在空气中（330m/s）及在软组织或血液中（1540m/s）的传播速度更快。

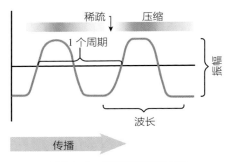

▲图 1-1　超声原理与特征

速度（v）= 频率（f）× 波长（λ）

使用频率为 5MHz 的超声探头扫查软组织或血液，其产生的超声信号的波长为

$$\lambda = 1.54(\text{mm/μs})/f$$

$$\lambda = 1.54/5 = 0.308\text{mm}$$

（二）波长和图像质量（图 1-2）

- 分辨率（resolution）：可被区分开来的两点间的最小距离。
- 高频（波长 λ 较短）探头比低频探头具有更好的分辨率。
- 高频探头的穿透力较弱（这点在儿科患者或成人浅层结构成像时很重要）。声波的吸收和散射决定了超声束的穿透能力。反射和折射越多，超声束的强度损失越大，而穿透力越小。

同样，介质越不均质，超声就越难穿透。更高频率的超声波产生更多的吸收和散射，因此穿透性更差。低频探头可穿透胸壁对心脏成像，因此低频探头最适合经胸成像。

- 图像分辨率不大于1～2个波长。波长越短，图像分辨率越好。

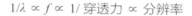

$$1/\lambda \propto f \propto 1/\text{穿透力} \propto \text{分辨率}$$

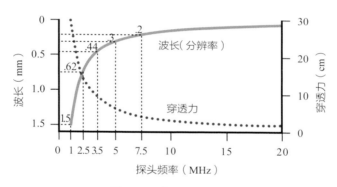

▲图 1-2 波长和图像质量

引自 Otto C：Textbook of Clinical Echocardiography，ed 3，Philadelphia，2004，Saunders.

（三）探头频率

- 经胸：2.5～3.5MHz。
- 经食管：5～7.5MHz。
- 经心外膜和血管：7～10MHz。
- 血管内：30～40MHz。

（四）超声与组织的相互作用

- 反射（reflection）：是超声成像的基本原理。超声返回探头的量取决于组织的入射角和阻抗（≈组织密度）。当超声束和反射界面间的角度为 90° 时，超声的反射率最高。

  ➤ 通过在探头和皮肤间使用声学耦合凝胶［用于经胸超声心动图（TTE）］，几乎消除探头 – 空气和空气 – 皮肤界面来降低阻抗，从而使更多的超声能量传输到人体而不是直接反射回探头。

- 散射（scattering）：比透射波长（< 1 个波长）小的目标会产生散射或弯曲回波。散射回波产生的信号幅度很低，这有助于显示出灰度图像的纹理。

- 折射（refraction）：从直线传播路径偏转的波。与声波的反射相反，声波的折射虽然呈一定角度，但仍继续向前传播。折射可能产生成像伪像，如双重图像。

- 衰减（attenuation）：声波在组织中传播时，声能会逐渐损失。

（五）探头（图 1-3 和图 1-4）

- 压电晶体（piezoelectric crystals）：压电晶体既可在施加交流电时改变形状产生振动，也可在振动时产生电流。也就是说，当探头接收超声波时，压电晶体被超神波冲击会改变形状并产生电流，这些电流将转换为超声图像。接收的超声波强度越强，产生的电信号则越强，转换后产生的图像就越明亮。

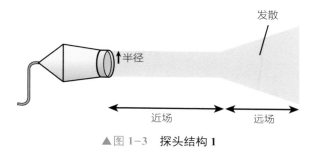

发散

半径

近场 远场

▲图 1-3 探头结构 1

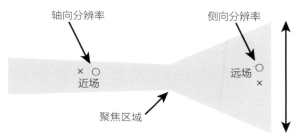

轴向分辨率

侧向分辨率

× ○
近场

远场 ○
×

聚焦区域

▲图 1-4 探头结构 2

（译者注："○"和"×"指的是声场中的两个质点）

- 聚焦（focusing）：当探头发出超声信号后，声束在一定距离内保持圆柱形，称为近场（near field）。当声波传播一定距离后，声束将发散并变成圆锥形。声束的这一部分是远场（far field）。在远场中，声束的强度将发生衰减。近场的长度（L）由探头的半径（r）和波长（λ）或者说由传播能量的频率决定。

$$L = r^2/\lambda$$

- 在近场，成像是最佳的。要增大近场的范围，则应减小波长或增大探头的物理尺寸。增加探头频率也会增大近场的范围。

  ➤ 探头频率↑→近场增加，频散减小。

  ➤ 探头尺寸↓→近场减小，频散增大。

  ➤ 探头频率↓→近场非常小，频散显著。

- 声束聚焦区（beam focal zone）：声束聚焦可改善近场成像，但会增加远场的发散率或发散角。近场和远场相接的地方是聚焦最佳的位置。声束的强度于场中心位置最强，而靠近边缘则逐渐下降。在峰值强度的声束宽度可能仅有 1mm 宽。超声机上的增益设置可影响声束宽度。较高的增益设置可产生较大的声束宽度，而较低的增益设置则产生较窄的声束宽度。相控阵探头具有聚焦声束的能力。

- 轴向分辨率（axial resolution）：也称为"纵向"或"线性"分辨率，区分沿超声束轴排列的两个结构的能力（如一个结构位于另一个结构之后）。高频探头具有良好的轴向分辨率。探头产生的脉冲长度和脉冲持续时间也会影响轴向分辨率（如脉冲长度和脉冲持续时间越短，分辨沿声束轴依次紧密排列的两个结构的机会就越大）。

- 侧向分辨率（lateral resolution）：也称为"方位角"（azimuthal），能够区分在距探头相同距离处并行排列的两个物体的能力。

主要决定因素是波束宽度，场深度和增益（或回波信号的放大程度）。

（六）成像模式的选择

- M 模式：通过单条扫描线获得心脏结构的单维图像，该扫描线每秒重复 1000～2000 次。通常称为"碎冰锥"（ice-pick）视图。

  ➢ 时间分辨率出色。

  ➢ 与左心室短轴切面联合使用时，常用于测量心腔的厚度和直径。

- 二维（2D）：二维图像是通过沿一系列扫描线扫描感兴趣的平面而产生的。扫描线的数量越多，分辨率越好。扫描线以每秒 30～60 次（帧频）更新。

  ➢ 通过最小化感兴趣的区域或扫描扇区来提高图像质量。这也将增加帧频。

- 多普勒：可根据超声的多普勒频移评估血流的速度和方向。"多普勒频移"是发出和接收的超声信号频率之差。

  ➢ 多普勒的最佳入射角为 0° 或 180°（与血流平行），此时 $\cos\theta=1$ 为最大值。如果声束方向与血流方向垂直血流，则 $\cos\theta$ 余弦值为 0，此时不存在多普勒频移。应将声束的入射角保持 ≤ 20° 以最小化误差（如果声束入射角为 20°，误差为 6%，将低估血流速度）。声束的入射角越大，血流速度被低估就越显著。

> **多普勒方程**
>
> $$v = c\Delta f/2ft\cos\theta$$
>
> v = 血流速度
>
> c = 血液中的声速（1540m/s）
>
> ft = 探头发出的信号频率（3.5～7.5MHz）
>
> fr = 探头接收的信号频率
>
> $\Delta f = fr - ft$（多普勒频移）

fr. 接收信号频率；ft. 发生信号频率

（七）多普勒的类型

- 脉冲多普勒（pulse wave Doppler，PWD）：探头沿着单一超声波束交替发送和接收一系列固定频率的脉冲。如果感兴趣的目标正在朝探头移动，则探头接收到的脉冲的频率高于发射的脉冲的频率。这种频率间差异即是多普勒频移，将其代入多普勒方程可计算感兴趣目标的速度。以特定时间间隔发送的脉冲数目称为**脉冲重复频率**（pulsed repetition frequency，PRF）。PWD 可计算给定位置处的血流速度。也就是说，**PWD 具有良好的距离分辨率**。可选择使用 PWD 将低速血流从其他血流中区分出来（如二尖瓣口血流）。

  ➤ 混叠（aliasing）（图 19-3）：当血流速度超过脉冲（或PRF）的测量极限时产生。出现"错误"的回波信号，表现为"环绕"（wrap-around）信号，血流速度呈现在与正常血流相反的方向上。例如，如果实际朝向探头移动的高速血流超过了脉冲多普勒的测量能力，则血流速度在图像基线的上方和下方均显示。因此混叠可导致对血流方向判断的不准确及对血流速度的低估。

➤ PWD 能测量的最大速度为 1/2 PRF。此临界值（在给定深度和频率下即将发生混叠的速度）即称为尼奎斯特极限（Nyquist limit）。通常见于速度约达到 2m/s 的高速血流。（译者注：根据 $v=c\Delta f/2ft\cos\theta$，当 Δf 为 1/2PRF 时，此时的 v 为 PWD 能测量的最大速度。）

如何减少混叠？

· 减浅场深度。

· 增大 PRF。

· 确保 $\cos\theta = 1$（减少入射角）。

· 降低频率。

· 调节基线或零点线，使得整个多普勒频谱可在基线的上方或下方完整显示（取决于血流方向）。

· 连续多普勒（continuous wave Doppler，CWD）：沿单一超声波束同时发射和接收超声波。沿超声束的所有 Δf 数据都整合到最后呈现的图像中。

➤ 能够定量测量高速血流而不会出现混叠。

> 没有距离分辨率，无法区别深度（如 CWD 显示的是沿超声束的最大血流速度，但不能确定最高血流速度的确切位置。如在室间隔不对称肥厚或主动脉瓣狭窄时，CWD 无法区分最高血流速度是位于 LVOT 还是 AV 处。）

- 彩色多普勒（color Doppler）：以配色方案显示速度的 PWD（门控节段）阵列。结果易出现混叠。根据平均速度和血流方向来分配彩色。

  红色 = 血流方向朝向探头。

  蓝色 = 血流方向远离探头。

  绿色 = 差异（湍流）。

  暗色调 = 较低的速度。

  亮色调 = 较高的速度。

- 谐波成像（harmonic imaging）：使用具有谐波的基波来提高信噪比并降低产生伪像的倾向。谐波成像使图像更加黑白化，损失了不同组织的纹理性。可在 TTE 检查存在技术困难的情况下使用（如肥胖或桶状胸的患者可能 2D 图像质量较差），在经食管超声心动图（TEE）中不推荐使用。

- 组织多普勒成像（tissue Doppler imaging, TDI）：与血流的高速运动特征（m/s）相比，TDI 检测的是心肌壁的低速运动特征（cm/s）。TDI 测量的是朝向和远离探头的心肌速度。它可用于识别局部心内膜收缩功能障碍和舒张功能障碍（侧壁 e' < 10cm/s；间隔侧 e' < 8cm/s；另请参阅第 3 章）。

（八）电子处理：优化图像外观的操控

- 能量输出：探头输出的超声能量。输出的能量越高，返回的信号越强。

- 增益（gain）：调整用于放大回波信号的功率。较高的接收器增益会使图像中产生较高的信号和噪声水平。

- 深度增益补偿（depth-gain compensation，DGC）：增益的垂直调整（远场中的增益增加而近场中的增益减小）。调整超声机上的 DGC 滑块可使得整个显示屏上灰度强度保持一致的外观。在特定深度，可以降低强信号，而增强弱信号。

- 深度（depth）：可以使感兴趣的区域显示效果最佳。深度越浅，帧频越快。

- 灰度（gray scale）（动态范围）：通过调整显示图像中的灰度梯度的数量来调节最亮和最暗区域之间的视觉对比度。实际上，它重新定义了等于白色和等于黑色的值，也就是 γ，γ 是灰阶与超声强度相关曲线的斜率。

- 传输焦点（transmit focus）：优化聚焦区域。

- 缩放（zoom）：提高分辨率。

- 余辉（persistence）：帧平均。可通过帧平均增强真实图像数据（如二尖瓣小叶）并消除噪声。快速移动的观察对象，其余辉较低。

- 距离模糊（range ambiguity）：传播远的回波信号可能直到下一个信号从探头发出后才回到探头。这使得离探头越远的结构看起来离探头越近。比较来自不同深度或不同 PRF 的信号可确定是否存在此伪像。

（九）三维成像（另请参阅第 21 章）

- 需要特殊的 5～7MHz 三维 TEE 探头。
- 多种模式：实时与重构的多个心搏片段（门控图像）。
- 3D 图像质量取决于 2D 图像质量。
- 权衡时间分辨率与特殊分辨率，可以通过门控数据来改善［需要常规心电图（ECG）波形描计］。

第2章 左心室的结构与收缩功能
Systolic Left Ventricular (LV) Structure/Function

陈 宇 译

一、评估左心室结构

2D：起始切面（opening shot）为食管中段（ME）四腔心切面，向左旋转探头（朝向主动脉）和向右旋转探头（朝向右心房和右心室）。区分以下情况。

- 心外结构：胸腔积液或心包积液；心包增厚。
- 心室壁：心肌肥厚，心肌的回声质地，室壁瘤（真性与假性室壁瘤），瘢痕（高回声区域），左右心之间的异常通道 [如卵圆孔未闭（patent foramen ovale，PFO）、房间隔缺损（atrial septal defect，ASD）、室间隔缺损（ventricular septal defect，VSD）]。
- 腔室：扩张，肿物（血栓与肿瘤）。

二、评估整体功能

（一）定性评估

2D：经胃短轴切面（TG SAX），经胃两腔心切面，经胃长轴切面（TG LAX），食管中段长轴切面（ME LAX），食管中段两腔心切面。

- 心内膜增厚。

- 心内膜收缩期运动：收缩期心内膜向心室中心的运动。

  局限性：心内膜边界显影较差。可考虑谐波成像或超声造影。

  分类：正常，轻度减低，中度减低，或严重减低。

- 二尖瓣瓣环或基底部下移（译者注：下移意为向心尖移动）：

  使用组织多普勒（TDI）获得二尖瓣瓣环收缩期下移幅度，

  或收缩期峰值速度（s′），也可用于评估左心室整体收缩功能。

（二）定量评估

1. 2D：TG 左心室短轴切面（建议声场深度设置为 12cm）。

面积变化分数（FAC）

$$FAC = (EDA–ESA)/EDA \times 100$$

EDA 为左心室舒张末面积；ESA 为左心室收缩末面积。

分别停帧勾勒收缩末期心内膜边界（不包括乳头肌）（通过心电图上的 T 波确定）和舒张末期心内膜边界（通过心电图上的 R 波确定）。

舒张末面积：13～16cm^2。

收缩末面积：5～7cm^2。

面积变化分数：0.5～0.6。

> 二维方法评估左心室收缩功能的局限性：负荷依赖，只是长轴上的一个截面，远端节段功能障碍，受麻醉影响。

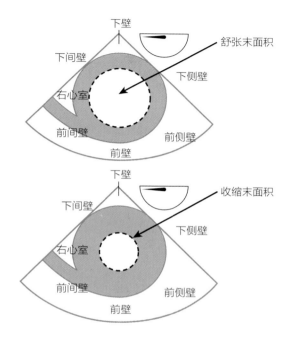

▲图 2-1　经胃短轴切面（TG SAX）示意图

圆形虚线表示舒张末（上图）和收缩末（下图）的心内膜边界（不包括乳头肌）

2. M 型超声：经胃短轴或经胃两腔心切面

短轴缩短分数（fractional shortening，FS）

%FS =（LVEDD–LVESD）/LVEDD × 100

LVEDD 为左心室舒张末内径；LVESD 为左心室收缩末内径。

➢M 型方法评估左心室收缩功能的局限性：如果超声束斜

切心腔而获得的短轴或长轴切面，会高估 FS；如果切取心腔时超声束未经过左心室中心，则会低估 FS。如果存在节段运动异常或扩张，此时的测量可能无法代表整体功能。

3. 2D：ME 四腔心切面及 ME 两腔心切面

双平面法测量 EF 值（也称为"Simpson 方法"），即计算机软件计算左心室从心尖到基底若干连续碟片的容积之和（译者注：将左心室想象为由 20 个从小到大的碟片的摞集）。此方法是在这两个食管中段切面，分别勾勒出收缩末期和舒张末期的左心室心内膜边界。

射血分数（EF）

$$\%EF = (LVEDV - LVESV) / LVEDV \times 100$$

LVEDV 为左心室舒张末期容积；LVESV 为左心室收缩末期容积。

局限性：收缩末期的左心室透视缩短（foreshortening）可导致每搏量下降并错误地高估 EF。其可靠性随心室形状的变形而降低（如在心肌梗死后）。

4. 3D：3D 门控左心室成像

存在局部室壁运动异常的情况下更准确（这些局部的运动异常在使用 Simpson 方法的四腔和两腔视图中可能不明显）。

局限性：3D 图像质量较差，如心内膜边界追踪困难、心律失常等原因时无法获取门控图像。

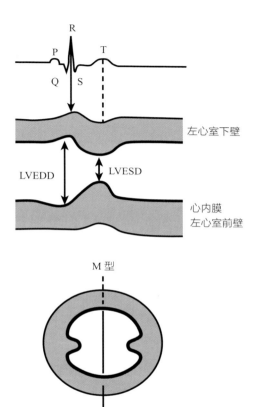

▲图 2-2 **TG 左心室短轴切面中的 2D 图像的示意图**

将 M 型超声的取样线通过左心室下壁和前壁放置（下图），随后进行 M 模式扫描（上图）。注意，左心室舒张末期直径（LVEDD）和左心室收缩末期直径（LVESD）分别与 ECG 上的 R 波和 T 波一致（引自 Murray et al: Critical Care Medicine: Perioperative Management，2nd ed，Philadelphia，2000，Lippincott Williams & Wilkins. ）

多普勒：TG 左心室长轴切面（120°）或 Deep TG 五腔心切面

为了评估通过心脏的血流容积，计算每搏量（systolic volume，SV）。首先测量血管或瓣膜的横截面积，再对通过此特定区域的血流进行贯穿整个时相的速度积分。如将频谱多普勒的取样容积放置于左心室流出道以获得单次心搏时从心室到主动脉的速度时间积分（velocity–time integral，VTI）。然后，使用 2D ME 主动脉长轴切面确定左心室流出道的直径（D），代入公式。

$$SV = AREA \times VTI（AREA 为面积）$$
$$AREA = (D/2)^2 \times 3.14（D 为直径，如左心室流出道直径）$$
$$CO = SV \times HR（CO 为心输出量）$$
$$CI = CO/BSA（CI 为心指数；BSA 为体表面积）$$

尽管主动脉瓣区域的直径和血流速度最易获得，但也可以通过肺动脉、二尖瓣或三尖瓣的血流来计算心输出量（CO）。

局限性：流出道直径测量不准确。

多普勒：ME 四腔心切面或 ME 两腔心切面。

dP/dt 或收缩期心室内压上升速率。

使用连续多普勒获得收缩期二尖瓣中心性反流束的频谱：测量二尖瓣反流的流速从 1m/s 增加到 3m/s 所需的时间。收缩功能正常 ≈dt < 26ms（相当于 dP/dt > 1200mmHg/s）。dt > 40ms 与左心室收缩功能不良（≈800mmHg/s）相关。

1m/s → 4mmHg（注意：$P = 4V^2$）

3m/s → 36mmHg

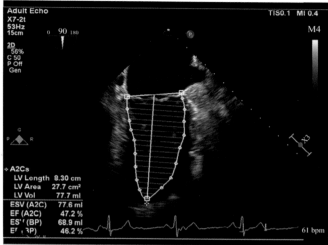

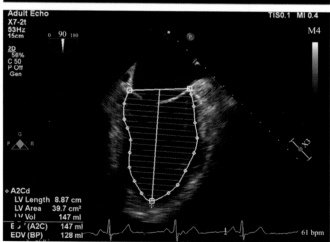

▲图 2-3　在心收缩末期（A）和舒张末期（B）勾勒心内膜边界后，用 Simpson 法由仪器软件计算生成的 EF

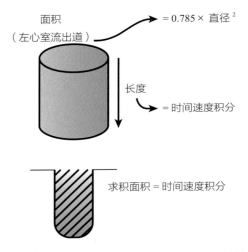

面积
（左心室流出道） = 0.785 × 直径^2

长度 = 时间速度积分

求积面积 = 时间速度积分

▲图 2-4　经心脏的流量容积示意图，用于计算 SV

$dP/dt = (36-4) \times 100/$ 时间（ms）

$dP/dt = 32mmHg \times 1000/$ 时间

$dP/dt = 32\,000/$ 时间（ms）

低血压的鉴别诊断			
EDA	EF	病　因	治　疗
↓↓	↑↑	↓↓容量	输液 / 输血
↑↑	↓↓	左心室衰竭	强心
正常	↑↑	↓↓外周血管阻力（排除二尖瓣反流、主动脉瓣关闭不全、室间隔缺损）	血管收缩药

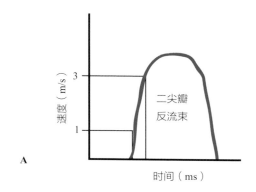

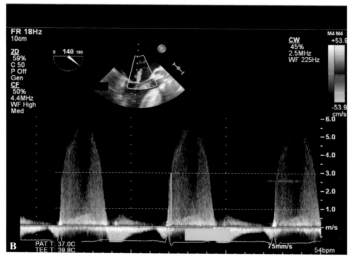

▲ 图 2-5 **d*P*/d*t*** 测量示意图（**A**），及实际于食管中段长轴切面（**ME LAX**）使用连续多普勒（**CWD**）通过测定二尖瓣反流获得左心室 **d*P*/d*t*** （**B**）

光标放置在与二尖瓣反流束成一直线的位置，而 CWD 显示反流束随时间的速度变化。然后测量 1m/s 和 3m/s 的反流束速度之间的时间差以确定 d*t*

（三）评估左心室节段功能

2D 和 M 型超声。

- 寻找：收缩期室壁增厚、内向运动
- 注意：缩短，假性增厚，受限。

室壁运动分级	心内膜收缩期运动	心内膜增厚
正常	正常	$> 30\%$
轻度减弱	减低	$10\% \sim 30\%$
重度减弱	轻微运动	$< 10\%$
无运动	无运动	无增厚
反常运动	向外运动	心内膜变薄

（四）左心室节段及冠状动脉支配

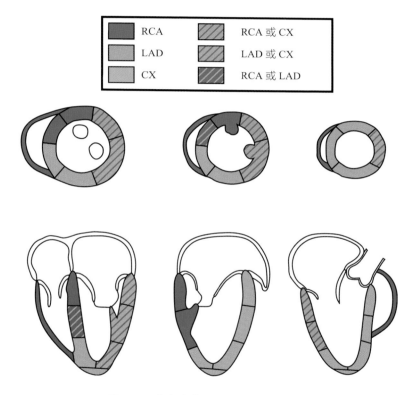

▲图 2-6　左心室节段解剖和冠状动脉支配

RCA. 右冠状动脉；LAD. 左前降支；CX. 回旋支（引自 Lang et al: Recommendations for cardiac chamber quantification by echocardiography in adults: an update from the American Society of Echocardiography and the European Association of Cardiovascular Imaging. J Am Soc Echocardiogr 28: 1-39, 2015.）

第 3 章　舒张功能
Diastolic Function
陈　宇　译

- 舒张功能代表了左心室的充盈能力，即左心室在相对较低的舒张末期充盈压力（＜ 15mmHg）下充分充盈同时具有足够的收缩功能和向组织供氧（CO）的能力。

- 舒张功能障碍的原因
  - ➢左心室肥厚。
  - ➢缺血。
  - ➢心包疾病。
  - ➢重构和纤维化（心肌梗死后或慢性心力衰竭）。
  - ➢年龄＞ 65 岁。

- 舒张期时相
  - ➢等容舒张时间（isovolumic relaxation time，IVRT）。
  - ➢早期快速充盈。
  - ➢减慢充盈。
  - ➢心房收缩，晚期充盈。

- 与舒张功能障碍相关的 2D 超声征象
  - ➢腔室增厚。
  - ➢收缩功能异常。

> 心包增厚。

> 左心房扩大。

（一）PWD 测量二尖瓣过瓣血流（图 3-1）

- 食管中段四腔心切面。
- 超声束与过瓣血流平行。
- 取样容积置于收缩末期二尖瓣瓣尖处。
- 取样容积为 2～5mm。
- 测量内容（图 3-2 和图 3-3）如下。

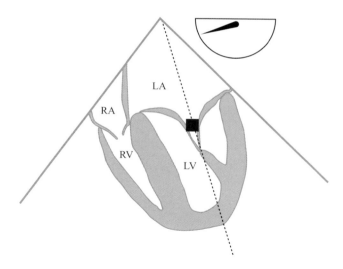

▲图 3-1　PWD 获得二尖瓣过瓣血流

引自 Groban and Dolinski：Transesophageal echocardiographic evaluation of diastolic function. Chest 128：3652-3663，2005.

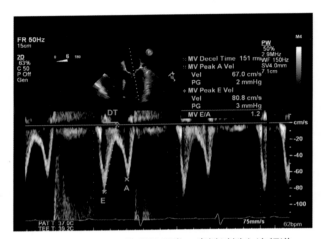

▲图 3-2　**PWD 获得的正常二尖瓣过瓣血流频谱**

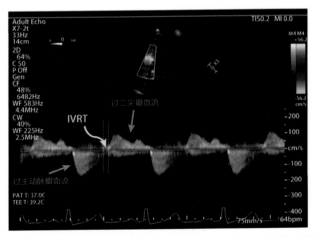

▲图 3-3　等容舒张时间（**IVRT**），在左心室流出道中测得的过主动脉瓣血流频谱与二尖瓣过瓣血流频谱之间测得

➢舒张早期过二尖瓣血流峰速度（E_{max}）。

➢舒张晚期（心房收缩期）过二尖瓣血流峰速度（A_{max}）。

➢E/A（正常，E ≥ A）。

➢减速时间（DT）（正常 140～220ms）。

➢等容舒张时间（IVRT）（正常 60～100ms）。

－ 主动脉瓣（AV）关闭至二尖瓣（MV）开放的时间。

－ 经胃深部左心室长轴切面。

－ 连续多普勒的取样容积放置在 AV 和 MV 之间。

• 舒张功能异常血流频谱表现如下。

➢松弛能力受损（图 3-4）。

➢假性正常（图 3-5）。

➢限制性充盈（图 3-6）。

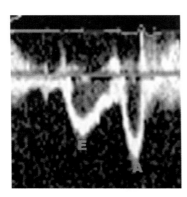

松弛能力受损

E < A

DT > 220

IVRT > 100

▲图 3-4　**PWD 获得的左心室松弛受损的频谱**

引自 Groban and Dolinski：Transesophageal echocardiographic evaluation of diastolic function.Chest 128：3652–3663, 2005.

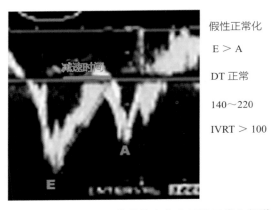

假性正常化

E ＞ A

DT 正常

140～220

IVRT ＞ 100

▲图 3–5　**PWD 获得的左心室假性正常化频谱**

引自 Groban and Dolinski：Transesophageal echocardiographic evaluation of diastolic function.Chest 128：3652–3663，2005.

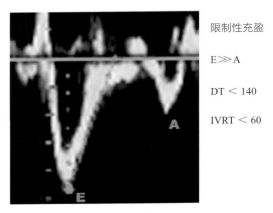

限制性充盈

E ≫ A

DT ＜ 140

IVRT ＜ 60

▲图 3–6　**PWD 获得的限制性充盈频谱**

引自 Groban and Dolinski：Transesophageal echocardiographic evaluation of diastolic function. Chest 128：3652–3663，2005.

与舒张功能异常相关的压力 – 容积曲线如图 3-7 所示。如腔室僵硬度增加或左心室顺应性下降（中间图）时，LV 被动充盈压力 – 容积曲线更为陡峭。随着舒张期左心室容积的增加，左心室内压力迅速升高（蓝线向上和向左移动）。

松弛功能异常

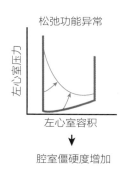

腔室僵硬度增加

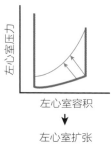

左心室扩张

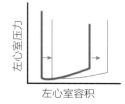

◀ 图 3-7 与舒张功能异常相关的压力 – 容积曲线（红线正常，蓝线异常）
引自 Groban and Dolinski: Transesophageal echocardiog-raphic evaluation of diastolic function. Chest 128: 3652–3663, 2005.

（二）鉴别正常与假性正常（图3-8）

- 行 Valsalva 动作时，通过降低充盈压可揭示出隐藏的左心室松弛异常，如出现 E ＜ A（ΔE/A ≥ 0.5）

- 肺静脉血流频谱

    ➢ 反向血流 Ar 波间期−跨二尖瓣 A 波间期（Ar−Adur）≥ 30m/s。

    ➢ 详见"肺静脉血流"部分。

- 组织多普勒

    ➢ 侧壁二尖瓣瓣环下移速度（e′）＜ 10cm/s（参见"TDI"部分）。

    − E/e′ ＞ 9（请参见"TDI"部分和图 3-18）。

Valsalva 动作深吸气末

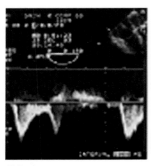 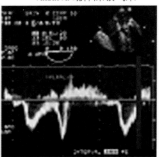

E ＞ A
（假性正常）

E ＜ A
松弛功能障碍

▲图 3-8　通过 Valsalva 动作鉴别正常与假性正常（译者注：假性正常频谱，在 Valsalva 动作时 E/A 峰比值会转变为松弛功能障碍频谱）

引自 Groban and Dolinski: Transesophageal echocardiographic evaluation of diastolic function. Chest 128: 3652–3663, 2005.

- 二尖瓣频谱多普勒的局限性
  - 前负荷↑：增加了 LA 和 LV 之间的压力梯度，导致 E_{max}↑、A_{max}↓↓、E/A↑、DT↓
  - 心动过速：E 波相对于 A 波减小（E/A 减小）；如果心率 > 100，则 E 和 A 波融合；减慢充盈期缩短。
  - 心房颤动（Afib）：A 波丢失。
  - 二尖瓣反流（MR）：E ≫ A，由左心房压力（LAP）升高引起。

（三）肺静脉压力（PV）与左心房压（LA）之间的多普勒梯度

- 左上肺静脉（LUPV）最适合多普勒测量。
- ME 四腔心切面从 0° 到 90° 进行扫查；LUPV 恰在左心耳外侧可观察到（图 3-9）。
- 测量什么？（图 3-10）
  - 收缩期肺静脉血流（S 波）：在左心室收缩期，LA 舒张，并随着二尖瓣瓣环向心尖移动，LA 压力降低（使用心电图 QRS 波确定时相）。
  - 舒张期肺静脉血流（D 波）：心室充盈时左心房压力下降。
  - 反向血流（Ar 波）：由于心房收缩引起的血流倒流入肺静脉。肺静脉 Ar 波血流的持续时间较二尖瓣跨瓣血流 A 波的持续时间显著延长提示左心室舒张末期压力升高（Ar–Adur ≥ 30m/s）。Ar 峰值速度（≥ 25cm/s）也提示 LA 顺应性降低和 LAP 升高。

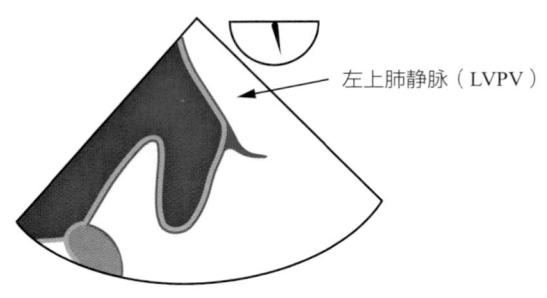

左上肺静脉（LVPV）

▲图3-9 食管中段左心耳切面

引自 Hahn et al: Guidelines for performing a comprehensive transesophageal echocardiographic examination: recommendations from the American Society of Echocardiography and the Society of Cardiovascular Anesthesiologists. J Am Soc Echocardiogr 26: 921–964, 2013.

（四）舒张功能评估中正常的肺静脉频谱（图3-10）

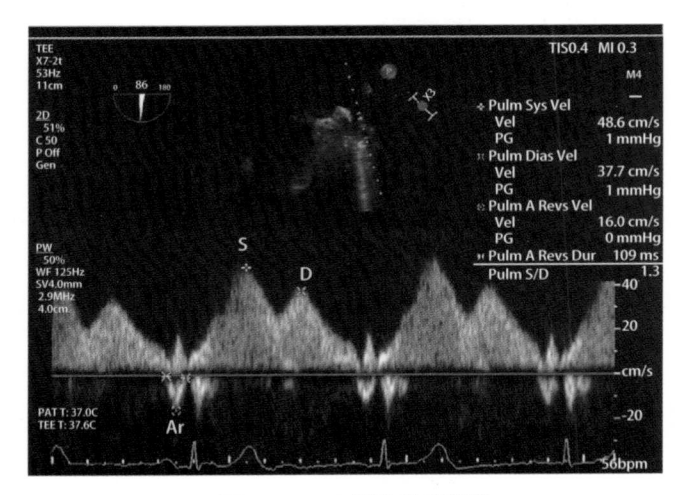

▲图3-10 正常肺静脉频谱

（五）舒张功能异常的肺静脉频谱（图3-11）

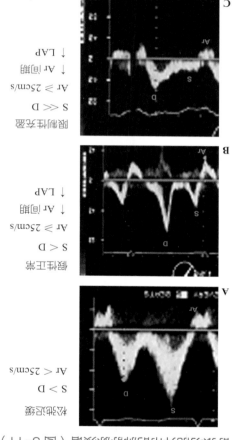

▲图3-11 舒张功能异常的PWD 肺静脉血流频谱鉴别
引自 Groban and Dolinski: Transesophageal echocardiographic evaluation of diastolic function. Chest 128; 3652-3663, 2005.

（六）TDI

- 低速，高振幅信号。

- 高时间分辨率，低空间分辨率。

- 组织内部的运动速度：心肌壁内的环向和纵向纤维。

- 由于两种纤维均插入二尖瓣瓣环壁，因此 TEE 中使用二尖瓣侧壁瓣环的下移来评估舒张功能（图 3-12）。而 TTE 中常使用二尖瓣室间隔侧瓣环进行测量，因为此时多普勒束平行于室间隔侧壁处瓣环的运动方向。

- 相较于二尖瓣过瓣血流频谱，TDI 的对容量负荷依赖性小。

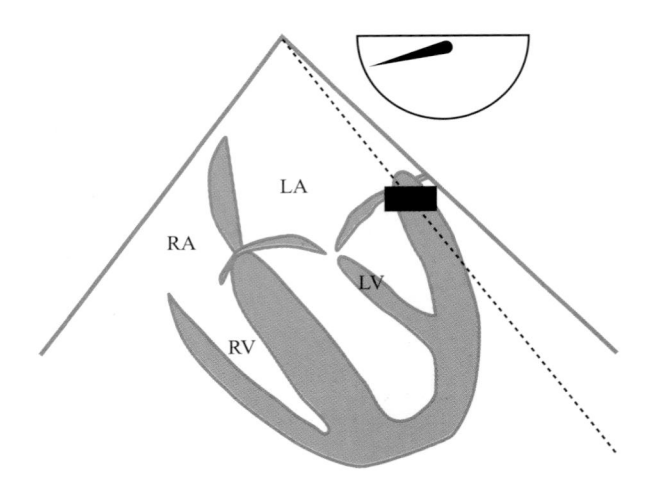

▲图 3-12　**TDI 取样线放置于二尖瓣侧壁处瓣环**

引自 Groban and Dolinski：Transesophageal echocardiographic evaluation of diastolic function. Chest 128：3652–3663，2005.

- 使用我们测量的实验室的预设以下设置以获得低帧频并提供低速度测量范围：
  ➤ 滤波：50Hz。
  ➤ 速度标尺：-20～+20cm/s。
  ➤ 帧频：4。
  ➤ 角度：30～40（低）。
- TDI 采集前同应其要求
  ➤ 速度标尺R < 20cm/s。
  ➤ 扫描速度至 50～100mm/s。
  ➤ 取>3个心动周期的平均值。
- 测量什么?（图3-13）

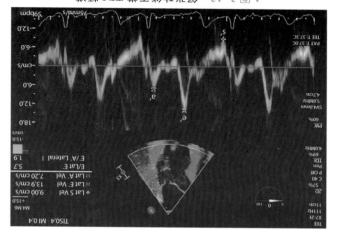

▲图3-13 舒张功能正常 TDI 频谱

侧瓣环 e'=13.9cm/s, E/e'=5.7, 表示充盈压正常

➢ 侧壁 e'：快速充盈期的心肌运动（心肌的扩张和伸长）；可以测量室间隔侧 e'，但通常 TEE 优先选择测量侧壁 e'。

➢ a'：心房收缩引起的被动性心肌扩张（充盈晚期瓣环回缩）。

➢ E/e' = 充盈压力指数。

  – E / 侧壁 e' ≤8，LAP 正常（5 ~ 12mmHg）。

  – E / 侧壁 e' ≥13，LAP 增加（> 15mmHg）。

（七）舒张功能障碍的组织多普勒频谱（图 3-14 至图 3-16）

血流传播速度（propagation velocity，Vp）：食管中段四腔心

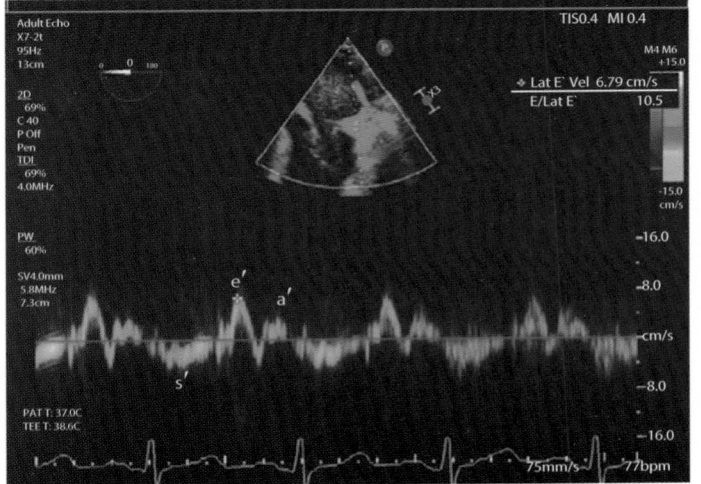

▲图 3-14　轻度舒张功能障碍

侧壁 e' < 10cm/s，左心室充盈压力轻微升高，E/e' = 10.5

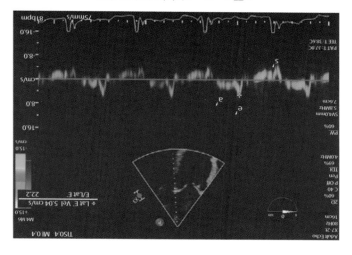

▲图 3-16　重度舒张功能障碍

侧壁 e' <<10cm/s，左心室充盈压力高，E/e'=22

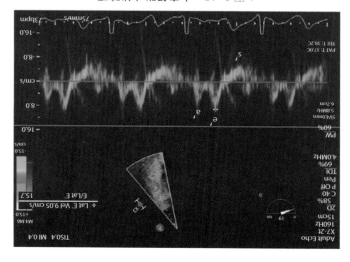

▲图 3-15　中度舒张功能障碍

侧壁 e' <10cm/s，左心室充盈压力高，E/e'=15.7

切面，跨二尖瓣彩色 M 型（图 3–17）。

- 舒张期血流沿左心室长轴流动的时间和空间传播成像。
- Vp = LV 早期充盈第一个混叠速度的斜率。
- 正常 Vp > 45～50cm/s（Vp 下降意味着舒张功能障碍）。
- 对前负荷不敏感。

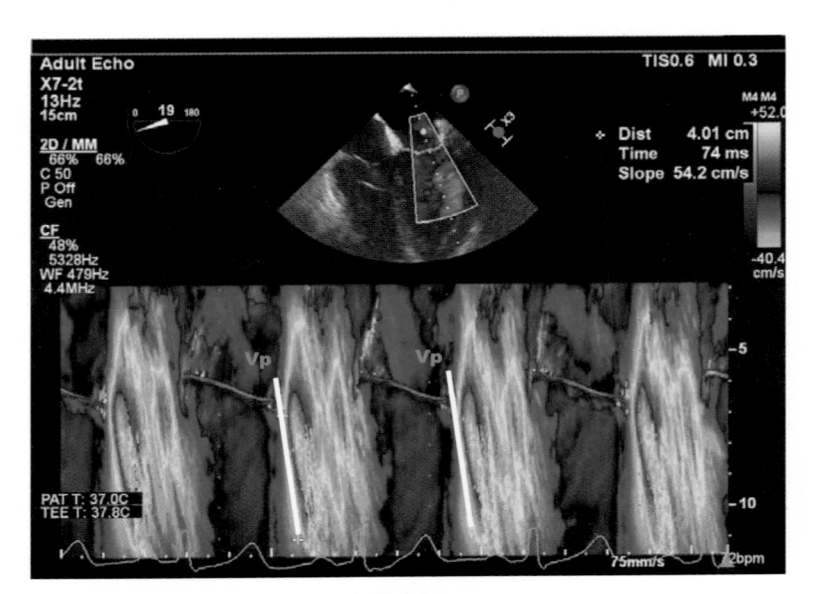

▲图 3–17 白线表示 Vp

（八）舒张功能障碍的表现

- 正常 E > A；减弱 E < A；限制性 E ≫ A。
- 与具有正常顺应性和正常二尖瓣口面积（MVA）的心脏相比，存在二尖瓣狭窄和无顺应性（僵硬）左心室的 E 峰图形显示更短的 DT 和更高的 E_{max} 速度。肺静脉频谱的反向血流 Ar 波持续时间较二尖瓣跨瓣 A 波持续时间长（≥ 30m/s）且 Ar 峰值速度高（> 25cm/s），提示左心室顺应性降低；可用于区分假性正常和正常的舒张功能。
- 缩窄性心包炎的频谱随呼吸变化，可与限制性心肌病区别（不随呼吸变化）。
- 等容舒张时间（IVRT）：提供松弛速率和左心房压（LAP）的线索。IVRT 缩短反映 LAP 升高，如移植排斥对比左心室松弛改善。
- e′ 是反映心室松弛的主要指标。
- 正常侧壁 e′ ≥ 10cm/s
- 正常室间隔侧 e′ ≥ 8cm/s
- 侧壁 e′ < 10cm/s = 心室松弛受损
- 在舒张功能障碍的所有阶段 e′ 均降低。可使用 e′ 区分正常和假性正常。
- 如果整体收缩功能不全，则将多个节段的 e′ 取平均值。
- 舒张功能评估推荐流程（图 3-18）。

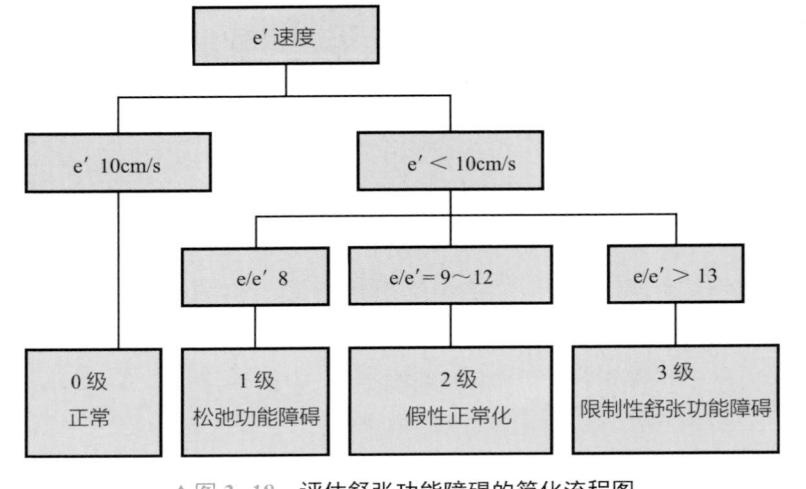

▲图 3-18　评估舒张功能障碍的简化流程图

该方法仅涉及使用组织多普勒测量舒张早期峰值组织速度（e'）和早期过二尖瓣的血流速度（e）（引自 Swaminathan et al: Utility of a simple algorithm to grade diastolic dysfunction and predict outcome after coronary artery bypass graft surgery. Ann Thorac Surg 91：1844–1850，2011.）

（九）右心室舒张功能

- 与左心室舒张功能评估相比，临床上较少进行评估。
- 测量包括三尖瓣血流频谱，肝静脉血流频谱和使用组织多普勒测量三尖瓣环的运动速度。
- 观察三尖瓣血流的最佳切面是 ME 右心室流入 – 流出切面。由于三尖瓣口面积较大，流入右心室的最大血流速度通常低于流入左心室的最大血流速度。
- E 和 A 峰形态、比率与二尖瓣前向过瓣血流相似。

超声心动图相关				
	等容舒张期	早期充盈期	心休期	晚期充盈期
生理决定因素				
舒张能力	♥♥♥	♥♥		
顺应性		♥♥	♥♥	♥♥
PV LA MV		♥	♥	♥
心率	♥	♥	♥	♥
心电图相关	早期 T 波	晚期 T 波	T–P 间期	P–Q 间期
相关多普勒				
二尖瓣流入	IVRT	E 波峰值	减速时间（DT）	A 波峰值
TDI	IVRT	e′		a′

♥. 对舒张期各个时相的影响；a′. 心房收缩期的心肌速度；e′. 早期充盈期的心肌速度；IVRT. 等容舒张时间；LA. 左心房；MV. 二尖瓣；PV. 肺静脉；TDI. 组织多普勒（引自 Groban and Dolinski: Transesophageal echocardiographic evaluation of diastolic function. Chest 128: 3652–3663, 2005.）

3 舒张功能

第 4 章 主动脉瓣解剖
Aortic Valve Anatomy

刘家欣 译

一、正常解剖

- 瓣环：瓣复合体的最低与最窄部分，位于室间隔水平。
- 三个纤维质瓣叶：无冠瓣（noncoronary cusp，NCC）最大。
- 三个联合部：两个相邻瓣叶边缘接合处。
- 接合点或称 Arantii 小结：每个瓣叶游离缘的中点。
- Valsalva 窦：位于每个瓣叶后方的主动脉壁"隆起"，紧接瓣叶远心端。
- 窦管交界：Valsalva 窦与升主动脉管腔的衔接部分。

二、正常值

- 主动脉瓣口面积（aortic valve area，AVA）：$2\sim4cm^2$。
- 主动脉前向血流峰流速（V_{max}）：$1\sim1.2m/s$（$0.9\sim1.7m/s$）。
- 左心室流出道（LVOT）峰流速：$0.9\sim1.1m/s$。

三、评估主动脉瓣结构和功能的切面

- ME 主动脉瓣短轴切面，Benz 征（图 4-1）。

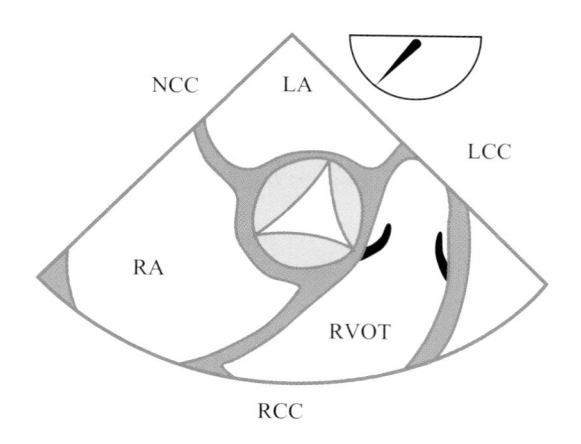

▲图 4-1 **ME 主动脉瓣短轴切面**

LA. 左心房；NCC. 无冠瓣；LCC. 左冠瓣；RA. 右心房；RVOT. 右心室流出道
（引自 Sidebotham et al: Practical Perioperative Transesophageal Echocardiography，
2003，Butterworth–Heinemann.）

> 瓣叶结构。

> 瓣叶闭合线（如偏心的闭合线提示二叶主动脉瓣）。

- ME 主动脉瓣长轴切面（120°）（图 4-2）

> Valsalva 窦解剖结构。

> 测量各直径。

> 瓣叶活动。

> 主动脉瓣反流（由于多普勒超声束方向与血流不平行，
仅作为定性观察）。

> 主动脉根部近端结构（将探头后撤 1～2cm）。

- ME 左心室长轴切面（图 4-3）

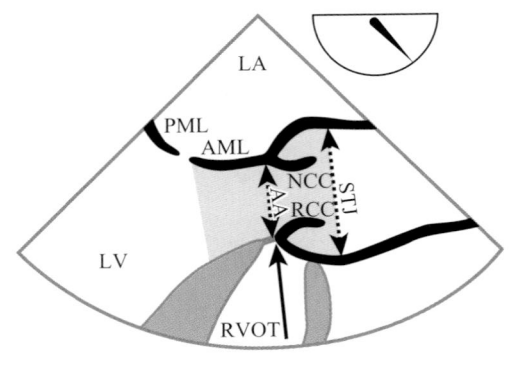

▲图 4-2　**ME 主动脉瓣长轴切面**

LA. 左心房；PML. 二尖瓣后瓣；AML. 二尖瓣前瓣；AA. 主动脉瓣环；NCC. 无冠瓣；RCC. 右冠瓣；STJ. 窦管交界；LV. 左心室；RVOT. 右心室流出道（引自 Sidebotham et al：Practical Perioperative Transesophageal Echocardiography，2003，Butterworth-Heinemann.）

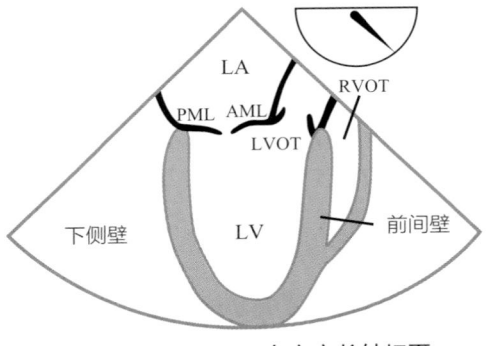

▲图 4-3　**ME 左心室长轴切面**

LA. 左心房；PML. 二尖瓣后叶；AML. 二尖瓣前叶；LVOT. 左心室流出道；RVOT. 右心室流出道；LV. 左心室（引自 Sidebotham et al：Practical Perioperative Transesophageal Echocardiography，2003，Butterworth-Heinemann.）

> 瓣叶活动。

> 主动脉瓣反流（由于多普勒超声束方向与血流不平行，仅作为定性观察）。

> 室间隔是否肥厚。

- Deep TG 五腔心切面（图 4-4）

  > 血流方向和多普勒超声束方向一致，测量跨瓣压差。

  > 使用彩色血流多普勒定性观察 AI 和 AS。

  > 使用连续多普勒测量 AI 和 AS。

- TG 左心室长轴切面（90°～120°，稍顺时针旋转探头）（图 4-5）

  > 和多普勒方向一致，测量跨瓣压差。

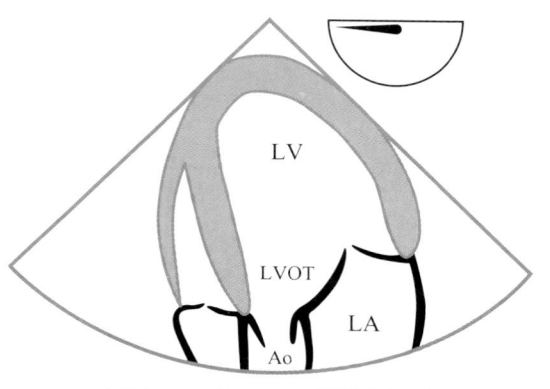

▲图 4-4 **Deep TG 五腔心切面**

LV. 左心室；LVOT. 左心室流出道；LA. 左心房；Ao. 主动脉（引自 Sidebotham et al：Practical Perioperative Transesophageal Echocardiography，2003，Butterworth-Heinemann.）

➢ 使用彩色多普勒定性观察 AI 和 AS。

➢ 使用连续多普勒测量 AI 和 AS。

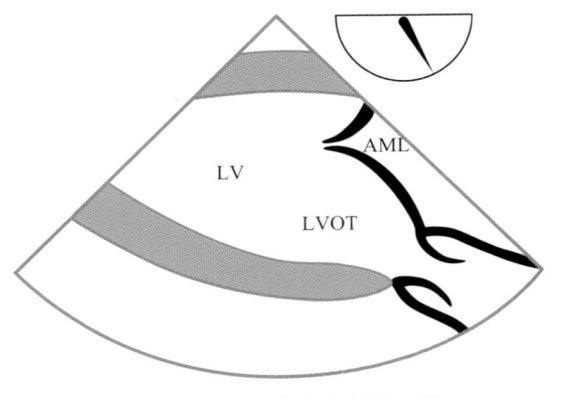

▲ 图 4-5　**TG 左心室长轴切面**

LV. 左心室；AML. 二尖瓣前瓣；LVOT. 左心室流出道（引自 Sidebotham et al：
Practical Perioperative Transesophageal Echocardiography，2003，Butterworth–
Heinemann.）

第5章　主动脉瓣狭窄
Aortic Valve Stenosis

刘家欣　译

表 5-1　类型和病因

类　型	病　因
瓣叶狭窄	退行性变；二叶式畸形；风湿性
瓣下狭窄	瓣下隔膜或心肌肥厚
瓣上狭窄	局部肌纤维增厚；升主动脉弥漫性发育不良（小儿）

评估严重程度

（一）使用 2D 进行视觉评估（ME 主动脉瓣短轴切面和 ME 主动脉瓣长轴切面）

- 瓣叶增厚，活动受限。
- 瓣膜联合部融合（2D）。
- 继发性改变，包括左心室肥厚、左心室扩张、瓣膜狭窄后升主动脉扩张。

（二）其他模式（M 型超声及 CFD）

- M 型超声：收缩期瓣叶向对侧拱起，瓣叶开放距离＜ 15mm。

- 狭窄位置后的高速湍流（CFD 呈马赛克征）。

（三）使用 CWD 测量跨瓣压差（Deep TG 五腔心切面；TG 左心室长轴切面 90°～120°）

- 首先，CFD 确定血流方向。
- 其次，将多普勒超声束取样线经主动脉瓣与血流方向平行放置。
  - 简化 Bernoulli 方程：$\Delta P = 4V^2$。
  - 峰流速（m/s）≈ 瞬时压差。
  - 平均速度（VTI 法）≈ 平均压差。
- 为什么 TEE 测得数值与左心导管测得数值不一致？
  - 瞬时峰值（TEE）≫ 峰间值（左心导管检查）。
- 在没有 AS 的情况下，使用压差评价存在局限性。
  - 心输出量（CO）下降时过瓣血流压差也下降（如左心室功能不全，可低估 AS 的严重程度）。
  - 高动力状态 CO 增加时，AS 严重程度可能被高估（如脓毒症休克及主动脉瓣关闭不全导致压差增加时）。
- AS 与生理相关，最大的梗阻程度可能无法通过主动脉瓣瓣口面积来反映。

在 CO 正常的情况下，AS 的严重程度和跨瓣压差之间存在直接关系。一般来说，峰压差 $\Delta P > 64mmHg$（峰速度＞4m/s）或平均压差＞40mmHg 提示严重 AS。

（四）主动脉瓣口面积

- 使用 2D 测量瓣口面积（ME 主动脉瓣短轴切面）
  - ➤ 对各瓣叶进行视觉评估。
  - ➤ 在收缩期勾勒瓣口。
  - ➤ 二叶式主动脉瓣（"鱼口状"外观）。
    - — 两个瓣叶，大小不等。
    - — 大瓣叶，其上可能存在缝隙（raphe），会被误认为是瓣叶的联合部。
    - — 瓣口偏心性开放。
    - — 排除主动脉缩窄、升主动脉瘤样扩张等伴随疾病的可能性。
  - ➤ 单叶式主动脉瓣畸形（"抽水马桶样"表现）。
  - ➤ 局限性
    - — 难以确定成像平面是否为主动脉瓣口最窄处。
    - — 严重钙化产生回声和声影时，难以勾勒出主动脉瓣口面积（参见第 19 章）。
- 连续方程计算，使用峰速度或 VTI（Deep TG 五腔心切面或 TG 左心室长轴切面）及 LVOT 直径（Deep TG 五腔心切面或 ME 主动脉瓣长轴切面）。
  - ➤ 通过 LVOT 的血流量 = 通过 AV 的血流量。
  - ➤ 血流量 = 速度 × 横截面面积（CSA）。

$$VTI_{LVOT} \times CSA_{LVOT} = VTI_{AV} \times CSA_{AV}。$$

$$AVA = VTI_{LVOT} \times CSA_{LVOT} / VTI_{AV}$$

（五）使用连续方程计算 AVA 的步骤（图 5-1）

1. AV 速度时间积分，VTI_{AV}：CWD 的取样线过 AV，描记血流频谱（Deep TG 五腔心切面或 TG 左心室长轴切面）。

2. LVOT 速度时间积分，VTI_{LVOT}：PWD 的取样容积放置于主动脉瓣瓣环处（Deep TG 五腔心切面或 TG 左心室长轴切面）。

3. LVOT 横截面积，CSA_{LVOT}：测量收缩中期 LVOT 的直径 D（ME 主动脉瓣长轴切面）。

$$CSA_{LVOT} = \pi (D/2)^2 = 0.785 \times D^2$$

$$AVA = VTI_{LVOT} \times CSA_{LVOT} / VTI_{AV}$$

➢ 局限性

- 计算 AVA 需平方 LVOT 半径，LVOT 直径测量的误差会被放大。

- CWD 取样线有时与血流不平行。

- 单切面测得的 AV 流速并非最大值（需多个切面证实）。

- PWD 的取样容积离 AV 过远可能会高估 AVA。

- 心律不齐可导致每搏量变异。

  为减少测量误差，测量 > 5 次心动周期 LVOT 和 AV 的 VTI，取平均值或在同一心动周期内使用"双重包络"（double envelope）法同时测量 LVOT 和 AV 的

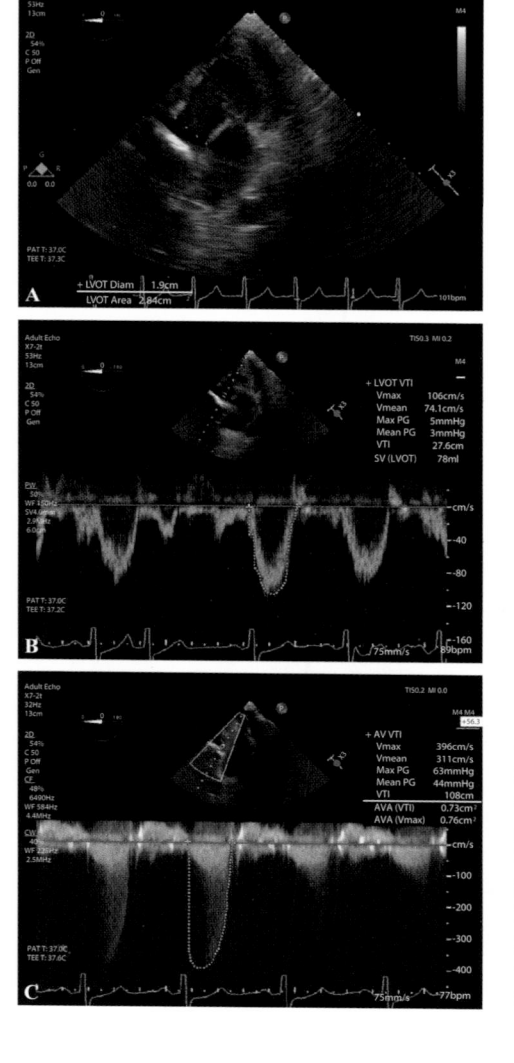

◀ 图 5-1　A. Deep TG 五腔心切面测量 LVOT 直径，也可在 ME AV LAX 切面中进行精确测量，但该切面不能精确测量 VTI；B. 将 PWD 取样容积置于 LVOT 近 AV 的位置，测量 LVOT 直径；C. Deep TG 五腔心切面，CWD 的取样线过主动脉瓣，测量 VTI

VTI（图 5–2）。

➤ 由于 LVOT 测量存在误差，常使用无量纲指数如计算速度（Vel）比值或 VTI 比值。

$$DI = Vel_{LVOT}/Vel_{AV} \text{ 或 } VTI_{LVOT}/VTI_{AV}$$

AVA 界定的 AS 分级
轻度：> 1.5cm²
中度：1～1.5cm²
重度：< 1cm²

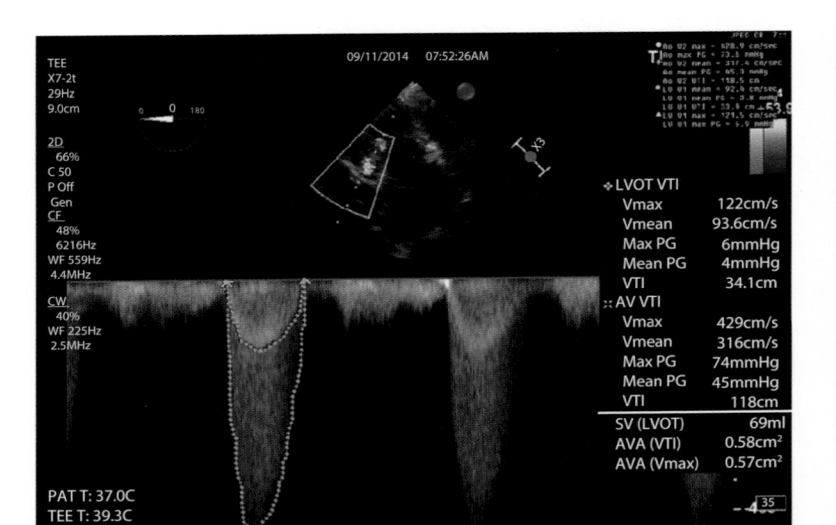

▲图 5–2　心律不齐的情况下使用"双重包络"法描记计算 AVA

Deep TG 五腔心切面，使 CWD 取样线通过 AV，同时测量 LVOT（较低速）和 AV（较高速）的 VTI

（六）LVOT 梗阻的类型

- 瓣膜型。
- 瓣下型：瓣膜未见狭窄，但存在增高的跨瓣压差或出现锯齿样血流频谱时需高度怀疑。

  ➢ 膜性：从室间隔到二尖瓣前瓣的膜样结构；主动脉瓣下湍流。

  ➢ 肌性：范围从局限性狭窄到隧道样、弥漫性狭窄；成人少见。

  ➢ 动力性：收缩早期血流通畅；收缩中晚期，由于室间隔肥厚和二尖瓣前瓣前向移位，出现动力性流出道梗阻（CWD 频谱峰值延迟呈"匕首状"）（图 5-3）。

- 瓣上型：隔膜或近窦管交界处增厚。

（七）肥厚型梗阻性心肌病的超声特征

- 2D：不对称性室间隔肥厚，不累及基底段后壁。
- M 型超声：主动脉瓣瓣叶收缩中期关闭及瓣叶扑动。
- CFD：随二尖瓣收缩期前向运动（systolic anterior motion，SAM）出现的动力性流出道梗阻与后向反流束的二尖瓣反流。
- CWD：血流速度快，达峰延迟。

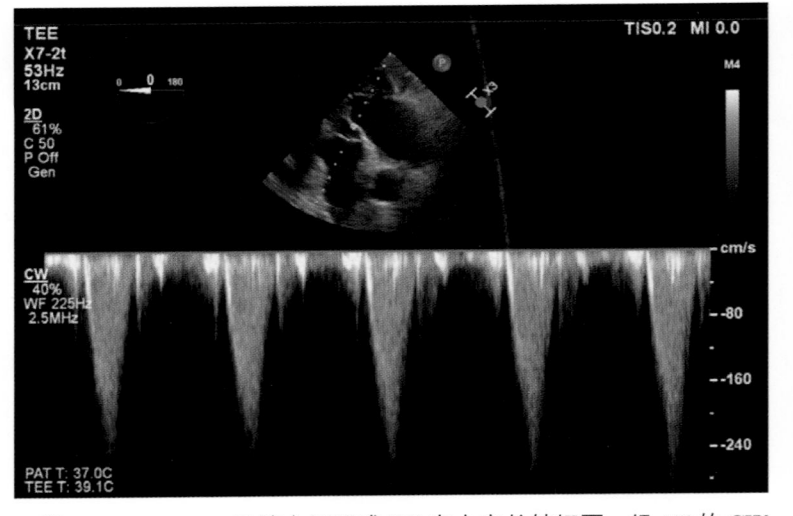

▲图 5-3　Deep TG 五腔心切面或 TG 左心室长轴切面，经 AV 的 CW 显示动力性左心室流出道梗阻的延迟达峰图像

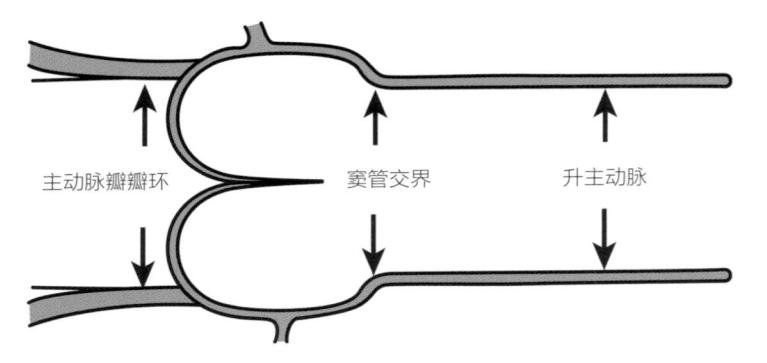

▲图 5-4　主动脉瓣长轴切面示意图，标识出主动脉瓣置换术中常用的测量位点

（八）主动脉瓣置换术的相关测量

表 5-2　重度 AS 多普勒指标

指　　标	严重程度	切　　面	技　　术
AVA（cm²）	＜ 1	DTG 或 TG LAX	CWD，PWD
平均 PG（mmHg）	＞ 40	DTG 或 TG LAX	CWD（VTI）
峰值血流（m/s）	＞ 4	DTG 或 TG LAX	CWD
流速比	＜ 0.25	DTG 或 TG LAX	CWD，PWD

DTG. Deep TG 五腔心切面

相关发现

瓣膜形态异常、瓣叶活动不良、瓣叶钙化、左心室肥厚、瓣膜狭窄后升主动脉扩张。

5
主动脉瓣狭窄

第6章 主动脉瓣反流
Aortic Regurgitation

刘家欣 译

一、病因学

- 瓣叶病变
  - ➤ 先天性。
  - ➤ 风湿性。
  - ➤ 感染性。
  - ➤ 黏液瘤样改变。
- 主动脉根部病变
  - ➤ 主动脉瘤。
  - ➤ 主动脉夹层。
  - ➤ 主动脉瓣环扩张（马方综合征）。
  - ➤ 高血压性主动脉根部扩张。

二、评估严重程度

（一）2D

瓣叶结构性异常；相关的左心室扩张；舒张期二尖瓣提前关闭；二尖瓣前瓣叶扑动。

（二）CFD

- 反流束宽度和 LVOT 宽度之比（中心性反流时）。
  - ➤ ME 主动脉瓣长轴切面。
    - 反流束宽度 / LVOT 宽度（%）（彩色 M 型超声）。
      - 轻度：< 25%。
      - 中度：25%～64%。
      - 重度：≥ 65%。
  - ➤ Deep TG 五腔心或 TG 左心室长轴切面。
- 反流分数：反流分数是反流量与通过主动脉瓣的前向每搏量 SV 之比。可通过比较经 LVOT 测得的 SV（Deep TG 五腔心或 TG 左心室长轴切面）与经无反流瓣膜测得的 SV 计算得出（通常经 RVOT 的 UE 主动脉弓短轴切面）。

$$反流量 = VTI_{LVOT} \times CSA_{LVOT} - VTI_{RVOT} \times CSA_{RVOT}$$
$$反流分数 = 反流量 / (VTI_{LVOT} \times CSA_{LVOT})$$

  - ➤ 轻度：< 30%。
  - ➤ 中度：30%～49%。
  - ➤ 重度：≥ 50%。
- 缩流颈宽度（cm）
  - ➤ 轻度：< 0.3。
  - ➤ 中度：0.3～0.6。
  - ➤ 重度：> 0.6。
- 重度主动脉瓣关闭不全时脉冲多普勒可见降主动脉全舒张期

逆向血流（注：短时程的舒张期逆向血流是正常的）（图 6-1）。

（三）CWD

测量反流束的斜率或称压力降半时间。此指主动脉 – 左心室的舒张期压差下降至其初始值 50% 所需的时间。主动脉瓣关闭不全越严重，主动脉压力与左心室压平衡得越快，压力降半时间越短（斜率越大）（图 6-2）。

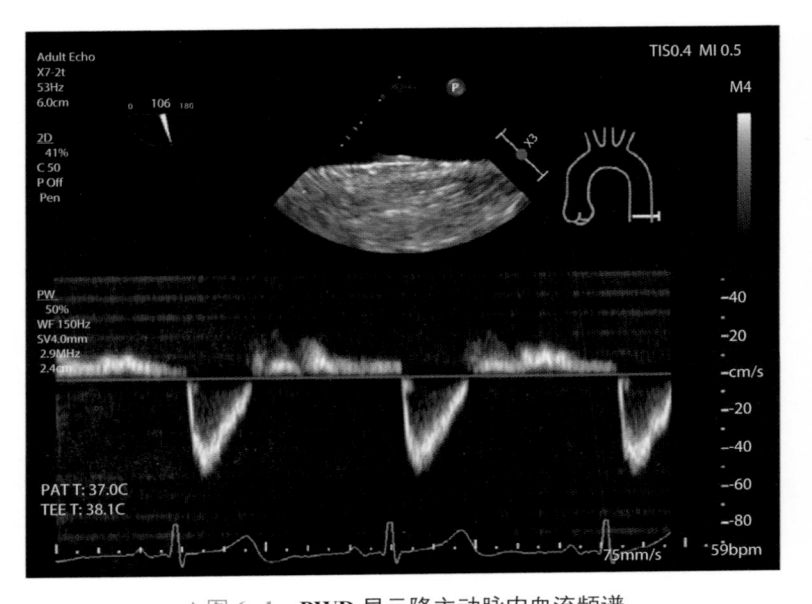

▲图 6-1　PWD 显示降主动脉内血流频谱

收缩期血流向远端流动，严重主动脉瓣关闭不全时出现全舒张期逆向血流

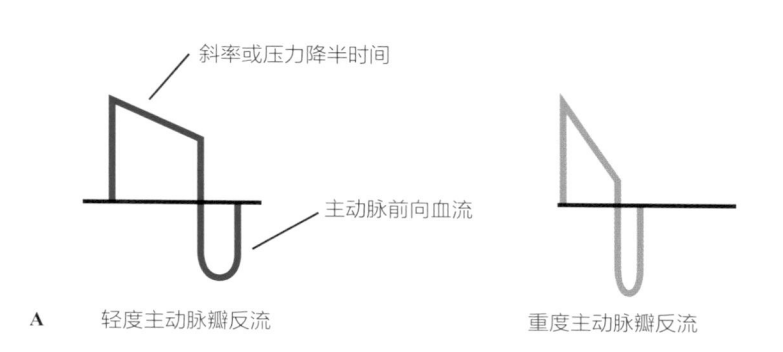

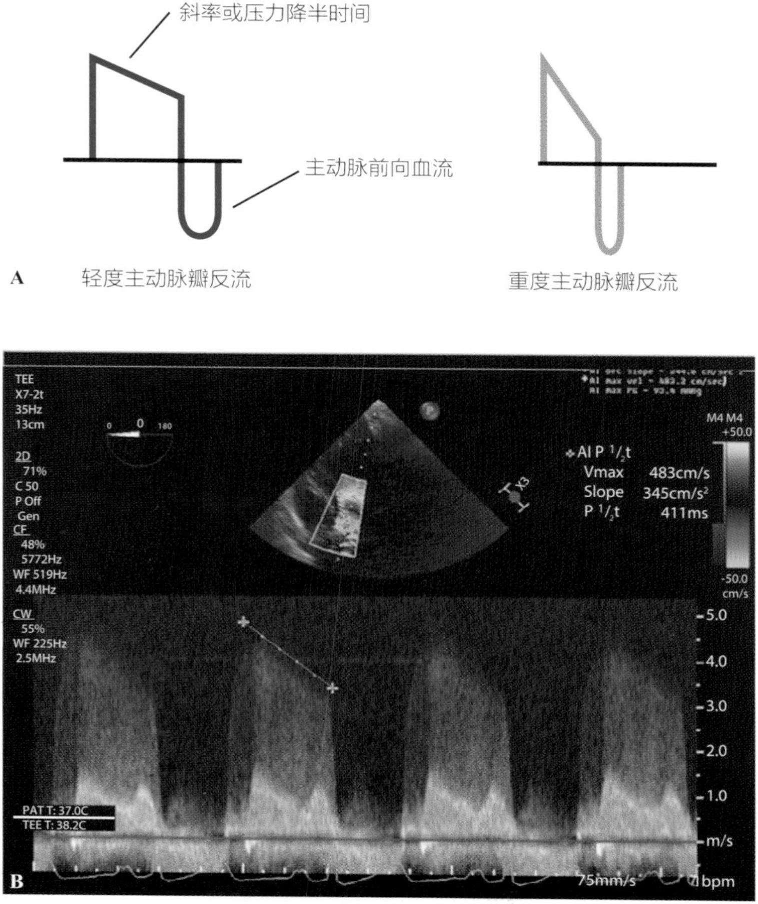

斜率或压力降半时间

主动脉前向血流

A　轻度主动脉瓣反流　　　　　　　　重度主动脉瓣反流

▲图 6-2　**A.** 压力降半时间；**B.** 在 **DTG** 切面使用 **CWD** 显示的中度主动脉瓣关闭不全

主动脉瓣关闭不全严重程度分级				
	缩流颈宽度（cm）	压力降半时间（ms）	反流分数（%）	反流束宽度 / 左心室流出道宽度（%）
轻　度	< 0.3	> 500	< 30	< 25
中　度	0.3～0.6	200～500	30～49	25～64
重　度	> 0.6	< 200	≥ 50	≥ 65

（四）主动脉瓣修复 / 置换

- 继发于瓣环扩张的主动脉瓣关闭不全，可行主动脉瓣修复。
  - 使用涤纶带瓣管道进行主动脉瓣再次植入。
  - AV 重构技术。
    - 置换扩张的主动脉根部 / 升主动脉。
    - 修复主动脉瓣叶。
- 主动脉瓣置换（参见第 13 章）。
  - 机械性人工瓣膜。
  - 生物性人工瓣膜。
    - 带瓣架的异种瓣膜。
    - 无瓣架的瓣膜（与瓣环大小相同）。
    - 经导管对退行性变反流的人工生物瓣膜进行置换［"瓣中瓣"经导管主动脉瓣置换术（transcatheter aortic valve replacement，TAVR）］。

➤ 生物性治疗
- 同种瓣膜移植（与瓣环大小一致）。
- 自体肺动脉瓣移植（Ross 手术）：主动脉瓣环和肺动脉瓣环的大小须相近。

第 7 章 二尖瓣解剖
Mitral Valve Anatomy

李 琪 译

正常解剖

瓣叶厚度 < 5mm；无瓣环或瓣叶钙化。

- 二尖瓣前叶（anterior mitral leaflet，AML）：附着于二尖瓣瓣环邻近主动脉瓣侧的纤维性、非移动性区域。

- 二尖瓣后叶（posterior mitral leaflet，PML）：比 AML 窄，但附着于瓣环周径的范围更大；正常情况下，收缩期前、后瓣叶沿对合缘发生 3～5mm 的重叠。由于心脏纤维骨架结构的限制，二尖瓣瓣环的前内侧为固定的非移动性部分，因此在舒张期二尖瓣瓣环通常向后外侧（posterolateral，PL）方向扩张。

- 乳头肌、腱索和瓣叶分区：二尖瓣的两个瓣叶分别通过腱索与两组乳头肌相连。使用 Carpentier 命名法对二尖瓣进行分区，后叶分为三个区，即 P_1、P_2 和 P_3。前叶与后叶各分区相对合的部分则命名为 A_1、A_2 和 A_3（图 7-1）。

- 前外侧（anterolateral，AL）乳头肌：与 A_1、P_1、½A_2、½P_2 区相连。

- 后内侧乳头肌（posteromedial）：与 A_3、P_3、½A_2、½P_2 区相连。

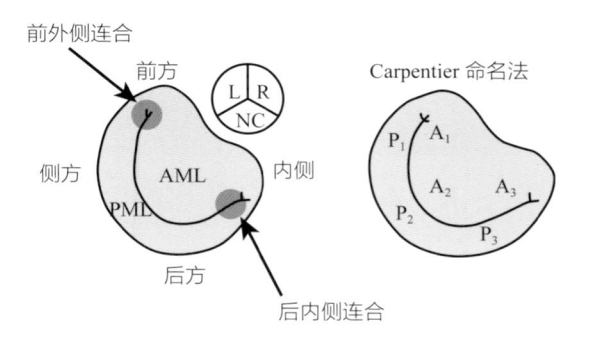

▲图 7-1　左图为二尖瓣解剖切面；右图为 **Carpentier** 命名法对二尖瓣进行的分区

主动脉瓣未按比例绘制。L. 左冠瓣；R. 右冠瓣；NC. 无冠瓣（引自 Sidebotham et al：Practical Perioperative Transesophageal Echocardiography，2003，Butterworth-Heinemann.）

- 腱索：发自于乳头肌的腱索分为一级腱索（附着于瓣叶游离缘）、二级腱索（附着于瓣叶体）和三级腱索（附着于瓣叶基底部）。其他腱索发自于左心室游离壁附着于后瓣叶心室面。

第8章　二尖瓣狭窄
Mitral Valve Stenosis
李　琪　译

一、病理特征

- 左心房中至重度增大。
- 二尖瓣联合部融合。
- 瓣叶和瓣下结构。
    - 瘢痕。
    - 增厚。
    - 挛缩。
    - 钙化。
        - 左心室充盈减少。
    - 心室充盈不足。
    - 右心室肥厚（RVH）或右室衰竭。
    - 三尖瓣反流（TR）。
    - 肝淤血。

二、病因

- 先天性。

> 瓣下结构（最常见，包括降落伞型二尖瓣）。

> 瓣上环。

> 三房心。

- 风湿性心脏病（世界范围内最常见）。
- 退行性变钙化（瓣环钙化及瓣叶增厚）。
- 左心房黏液瘤。
- 左心房血栓。

三、定性评价

（一）2D：判断二尖瓣狭窄的最佳切面及征象

- TG 左心室短轴切面：瓣膜联合部融合（MV 瓣口呈小"鱼嘴"状）。
- TG 左心室长轴切面：累及瓣下结构（腱索拉伸受限，阻碍瓣叶正常开放）。
- Deep TG 五腔心切面：心房扩大（可见完整心房；该切面是测量 LA 周长和直径的最佳位置和角度）。
- ME 四腔心切面：瓣叶增厚（＞5mm），腱索增粗、缩短（长度＜10mm）及活动度下降（程度从仅累及瓣尖的活动受限到舒张期瓣叶仅能最小幅度的向前活动）。二尖瓣前叶可呈"曲棍球棒"样改变。左心房压力过负荷，伴随房间隔由左心房向右心房弓状膨出，由于血流淤滞在左心房内出现"烟雾"

状声影或称超声自显影（在其他病理状态下也会发生，不能据此诊断 MS）。左心室小，右心室和右心房扩大。

- ME 长轴切面（120°）：二尖瓣前叶或后叶活动受限。

  M 型超声：（ME 四腔心切面）瓣叶增厚（> 5mm）。

（二）CFD

- 朝向病变侧的偏心性二尖瓣反流束（如二尖瓣后叶活动受限时反流束的方向向后）或中央型反流束（当前后叶均受累时），上述两种反流模式通常与 MS 有关。

- 左心房侧出现彩色混叠和近端等速面积（proximal isovelocity surface area，PISA）（而二尖瓣反流时则在左心室侧出现彩色混叠）。

（三）跨二尖瓣血流的 CWD

- E 峰代表舒张期左心室充盈。

  ➤ 由于 LA–LV 压差增大，因此 E 峰血流峰值速度大（如 > 1.2m/s）。

  ➤ 由于 LA 和 LV 间的"通道"狭窄，导致房室间压力达平衡的速度减低，进而导致 E 峰减速斜率下降。

  ➤ 减速时间延长。

  ➤ 不存在左心房左心室间血流速度降至基线的时期。在 E 峰减速斜率下降到基线之前即出现 A 峰。

四、二尖瓣狭窄严重程度的定量评估

使用 CWD 测量平均压差（切面：ME 四腔心、ME 两腔心、ME 左心室长轴）。

- 勾勒早期充盈波的频谱；计算出速度时间积分（VTI）和平均压差（图 8-1）。

（一）重度 MS：平均压差 > 10mmHg

- 峰压差受 LA 顺应性和 LV 舒张功能的影响很大，其数值意义不大。
- 对于房颤患者，测量时避免选取短的 R-R 间期，并且应取 > 5 个心动周期的平均值。
- 局限性
  - ➤ 伴有二尖瓣反流，心动过速和高血流动力状态的患者，压差亦增高。
  - ➤ 低 CO（即使严重的 MS）的患者压差降低。
  - ➤ 许多 MS 患者同时伴有房颤（需取 > 5 个心动周期的平均值）。

（二）通过压力降半时间（PHT）测量二尖瓣瓣口面积（MVA）

- 描记过二尖瓣口的 E 峰减速斜率（图 8-1）。

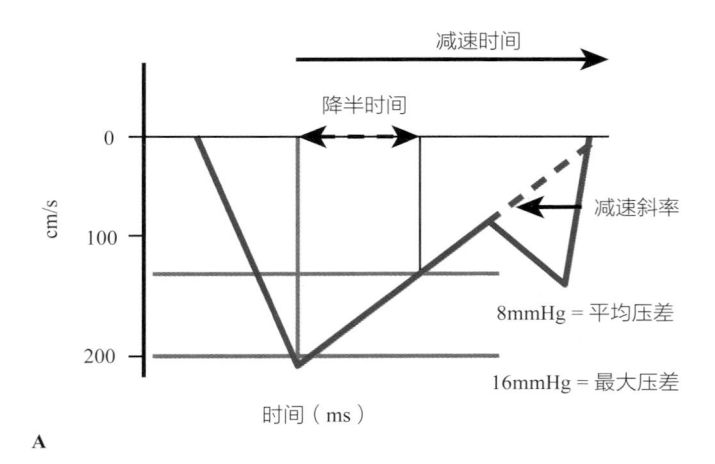

A

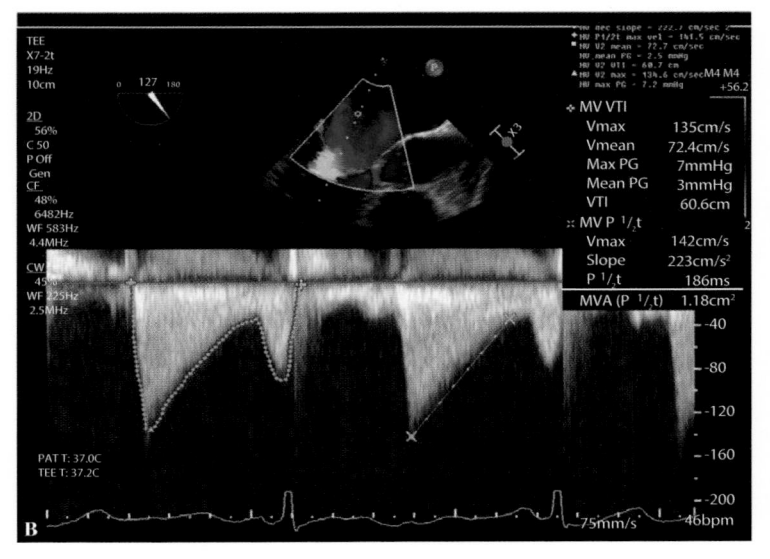

▲图 8-1　描记早期充盈波频谱计算速度时间积分（VTI）和平均压差的示意图（A）和 TEE 图像（B）

$$MVA = 220 / PHT$$

MVA 为二尖瓣瓣口面积；PHT 为压力降半时间。

（三）重度 MS：PHT ≥ 220ms（MVA < 1cm²）

$$PHT = DT \times 0.29（DT 为减速时间），$$
$$MVA = 220 /（DT \times 0.29）= 759/DT$$

（四）重度 MS：DT 通常 > 750ms

- 局限性

  ➢ 若减速斜率呈双峰，需在舒张中期测量。

  ➢ 在以下情况压差可能被低估。

    - E 峰和 PHT 降低。
    - LV 顺应性降低。
    - 伴有重度主动脉瓣关闭不全（LVEDP 升高，LAP 与 LVP 间压差降低）。

  ➢ 伴有二尖瓣反流时，E 峰增高，压差将被高估。

$$MVA = 220 / PHT$$
$$PHT = DT \times 0.29$$
$$MVA = 759 / DT$$

（五）使用连续方程计算 MVA

若无二尖瓣反流或主动脉瓣关闭不全，通过 MV 血流量 = 通过 LVOT 或 PA 的血流量。

$$CSA_{LVOT} \times VTI_{LVOT} = CSA_{MV} \times VTI_{MV}$$

$$MVA = (VTI_{LVOT}) \times CSA_{LVOT} / (VTI_{MV})$$

$$VTI_{MV} = MVA \text{ 的速度时间积分（ME 四腔心切面）}$$

$$VTI_{LVOT} = LVOT \text{ 的速度时间积分（Deep TG 五腔心切面）}$$

- 局限性
  - ➢伴有 MR 时，将低估 MVA（通过 MV 血流量大于通过 LVOT 血流量）。
  - ➢伴有 AI，将高估 MVA（通过 LVOT 血流量大于通过 MV 血流量）。

五、近端等速面积（PISA）

- 四个步骤 [近似于连续方程，通过 LA 的血流量（PISA）= 通过 MV 的血流量]（图 8-2）
  - ➢调整彩色标尺基线获得发生混叠时的速度 V_1 (cm/s)。
  - ➢测量二尖瓣瓣尖到第一个等速界面的距离 r（黑色箭头）。
  - ➢测量二尖瓣前后叶间等速半球的角度 α，并用该角度除以 $180°$：$α / 180°$。

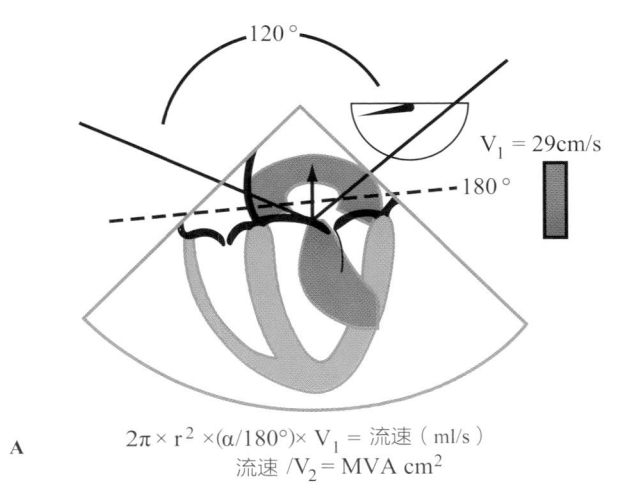

$2\pi \times r^2 \times (\alpha/180°) \times V_1 = 流速（ml/s）$

$流速/V_2 = MVA\ cm^2$

A

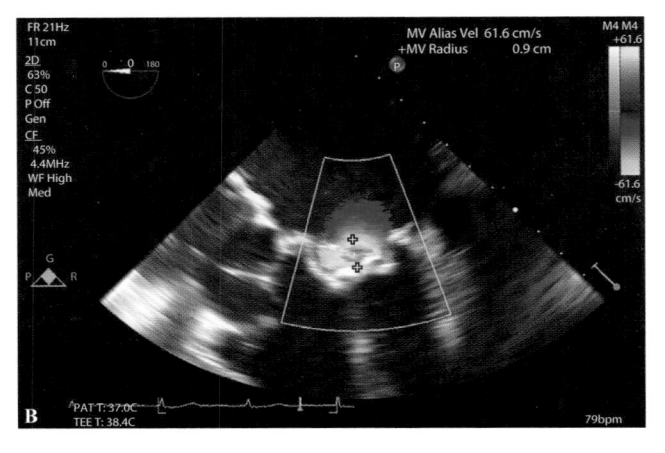

▲图 8-2　近端等速面积法（PISA）测量半径 r 的示意图（A）和 TEE 图像（B）

➢ 通过 CWD 测定过二尖瓣的 E 峰值 $V_{MV\,peak}$（cm/s）

$$MVA = （混叠速度\ V_1）\times 2\pi r^2 \times （\alpha/180°）/（V_{MV\,peak}）$$

- 局限性：半径 r 的测量误差因为平方而放大；二尖瓣瓣口可能较难识别；瓣叶夹角 α 的值受不同切面影响。

六、直接测量法

在 TG 基底部短轴切面中描记二尖瓣口面积。

- 局限性：若超声切面不是通过二尖瓣瓣尖而是通过二尖瓣瓣体，则会高估 MVA。

二尖瓣狭窄的严重程度			
	PHT（ms）	平均压差（mmHg）	MVA（cm²）
轻　度	100～150	＜5	＞1.5
中　度	150～200	5～10	1～1.5
重　度	＞220	＞10	＜1

第9章 二尖瓣反流
Mitral Valve Regurgitation
李 琪 译

一、定性检查：评价二尖瓣的反流机制

2D ME 四腔心切面（0°、60°、90°、120°）

目的：对以下几个方面进行评价。

- 二尖瓣对合缘是否对合良好？
- 瓣叶是否上移超过二尖瓣瓣环水平［脱垂（prolapse）或波浪状（billowing）］？
- 瓣叶结构是否被破坏（连枷样改变）？
- 是否存在收缩期二尖瓣前叶扑动（考虑可能存在主动脉瓣关闭不全）？
- 是否存在左心房和左心室扩张（舒张期容积增加）？
- 左心室整体功能是否保留（若左心室功能不全，考虑二尖瓣瓣环扩张导致 MR）？

二、MV 瓣叶活动分型和病因

- 正常瓣叶活动（Ⅰ型）（图 9–1A）

➢二尖瓣瓣环扩张（扩张型心肌病）。

➢瓣叶穿孔（感染性心内膜炎）。

➢先天性瓣膜裂。

- 瓣叶活动过度（Ⅱ型）（图 9-1B 和 C）

  ➢二尖瓣脱垂，波浪状瓣叶，连枷样改变。

  ➢腱索/乳头肌过长（黏液样变，马方综合征）。

  ➢腱索/乳头肌断裂（二尖瓣关闭不全）。

  ➢脱垂的诊断标准（最佳观察切面：ME 左心室长轴）。

    - 瓣叶上移超过瓣环平面 > 2mm。

- 瓣叶活动受限（Ⅲ型）

  ➢收缩期和舒张期受限（Ⅲa 型）

    - 瓣膜对合缘融合/纤维化（风湿性）。

    - 二尖瓣瓣环钙化。

  ➢仅收缩期受限（Ⅲb 型）

    - 缺血（乳头肌缺血，后内侧乳头肌缺血最常见）。

彩色血流多普勒（CFD）	
反流束进入左心房的方向	
方向	**可能病因**
中央型	瓣环扩张
偏心型（与受累瓣叶有关）	
远离受累瓣叶	二尖瓣脱垂或连枷样改变
朝向受累瓣叶	瓣叶运动受限

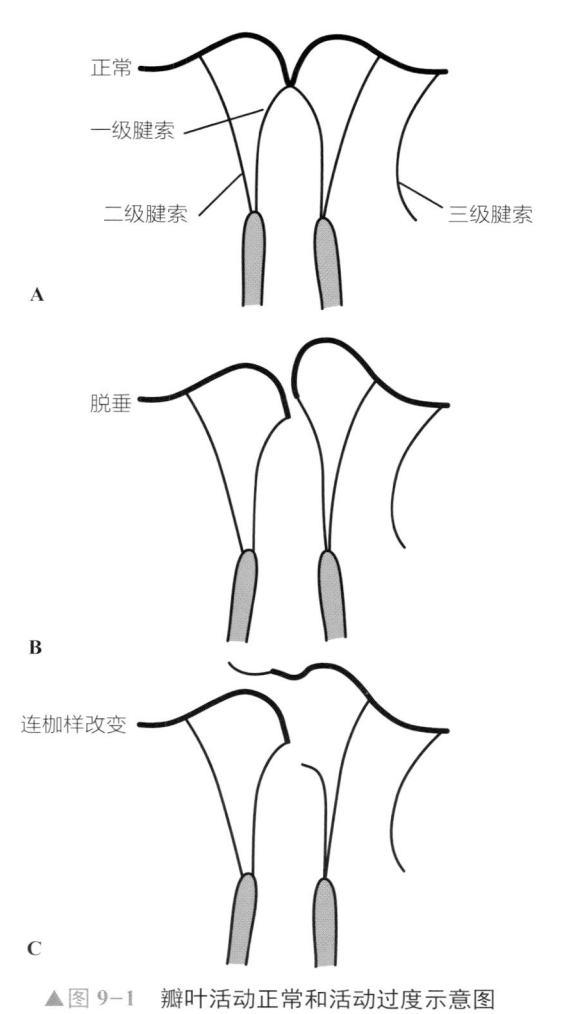

正常

一级腱索

二级腱索

三级腱索

A

脱垂

B

连枷样改变

C

▲图 9-1　瓣叶活动正常和活动过度示意图

引自 Sidebotham et al：Practical Perioperative Transesophageal Echocardiography，2003，Butterworth–Heinemann.

三、识别受累瓣叶区域

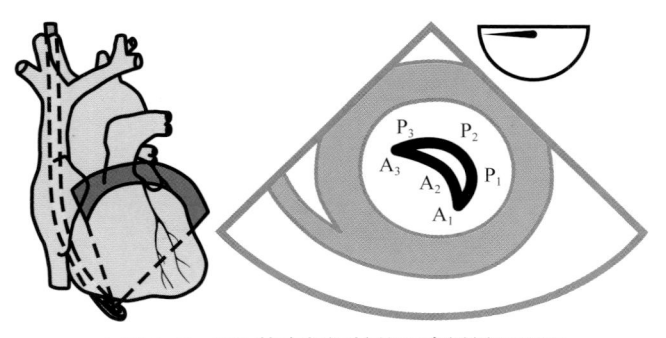

▲图 9-2　**TG 基底部短轴的二尖瓣瓣环切面**

引自 Sidebotham et al：Practical Perioperative Transesophageal Echocardiography，2003，Butterworth–Heinemann.

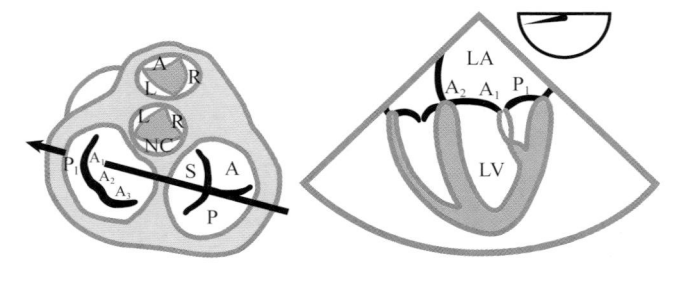

▲图 9-3　**ME 四腔心切面（0°～20°）**

引自 Sidebotham et al：Practical Perioperative Transesophageal Echocardiography，2003，Butterworth–Heinemann.

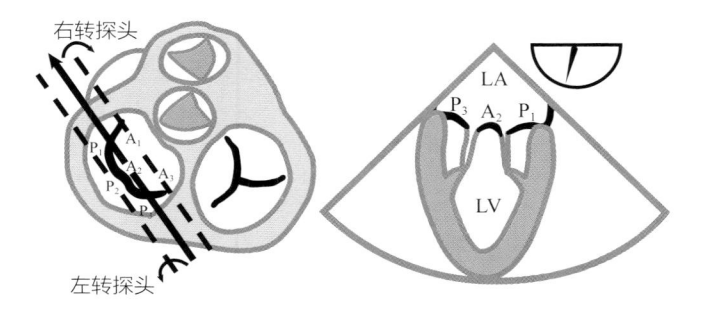

▲图 9-4　二尖瓣联合部切面（60°）

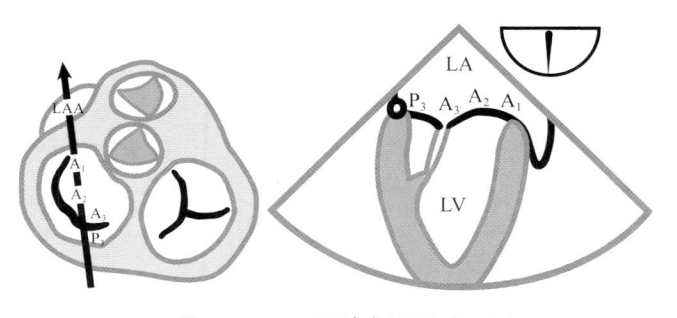

▲图 9-5　ME 两腔心切面（90°）

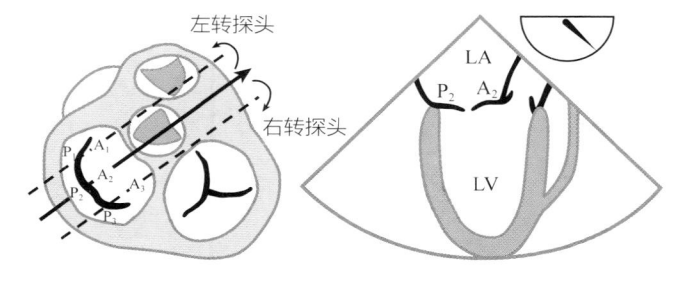

▲图 9-6　ME 长轴切面（120°）

四、半定量检查：评价严重程度

（一）CFD 获得彩流面积图谱（描记反流束面积）

- 局限性：彩色增益，脉冲重复频率，回声强度，LA 大小，LA 顺应性，LA-LV 压差，血流动力学，二尖瓣瓣口大小和形状；与严重程度的总体相关性较差；MR 反流束面积 / LA 面积（调大增益至出现"雪花"，然后再调小增益至"雪花"恰好消失）。

    ➢ 轻度（MR / LA）< 20%。

    ➢ 中度（MR / LA）20%～40%。

    ➢ 重度（MR / LA）> 40%。

- 彩色反流束面积（选择反流面积最大的切面，包括马赛克样反流束）。

    ➢ 轻度 < 4cm^2。

    ➢ 中度 4 ～10cm^2。

    ➢ 重度 > 10cm^2。

- 反流束 / 缩流颈 * 宽度。

    ME 左心室长轴；对彩色增益，脉冲重复频率和心房顺应性最不敏感（多束反流的情况下评价无效）。

---

*. 缩流颈：收缩期流经两心腔的反流束最狭窄的部分。使用缩放 (Zoom) 模式，选取缩流颈最宽的帧来进行测量。

> 轻度 0.3cm。

> 中度 0.3～0.69mm。

> 重度 ≥ 0.7mm。

（二）近端等速表面积法（PISA）（术中很少使用）

基于流量守恒原理；通过二尖瓣反流口的血流量等于收缩期汇聚在二尖瓣左心室面的血容量。左心室反流血液接近二尖瓣反流口即加速而出现混叠，表现为血流颜色的变化（图 9-7 和图 9-8）。

PISA 半径越大，MR 越严重。

设置彩色混叠速度（译者注：即设置 Nyquist 极限），便于血流汇聚的测定。

PISA 血流量 = MR 反流量

$$2\pi r^2 \times PISA_{vel} = EROA \times MR_{vel}$$

$$EROA = 2\pi r^2 \times PISA_{vel}/MR_{vel}$$

$PISA_{vel}$ 为混叠速度；MR_{vel} 为 MR 反流束峰速度；EROA 为有效反流口面积。

有效反流口面积（EROA）	
轻　度	$< 0.2cm^2$
中　度	$0.2～0.39cm^2$
重　度	$\geq 0.4cm^2$

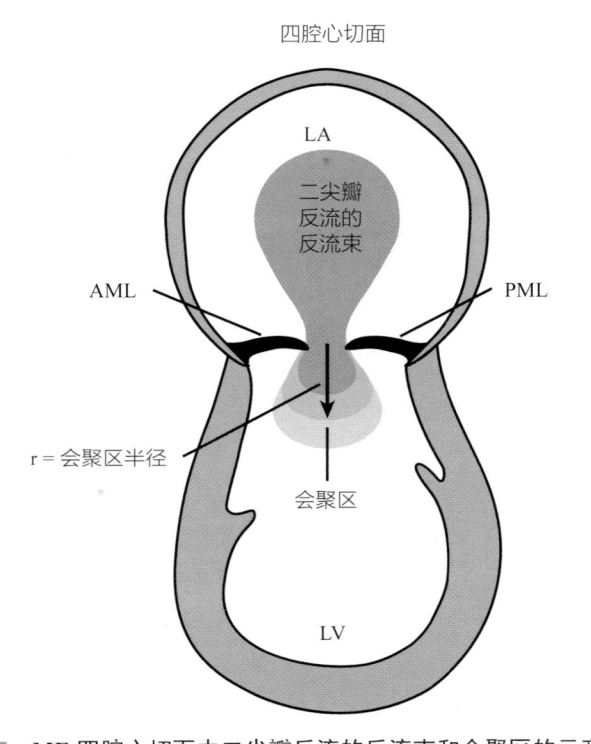

四腔心切面

LA

二尖瓣
反流的
反流束

AML

PML

r = 会聚区半径

会聚区

LV

▲图 9-7　**ME 四腔心切面中二尖瓣反流的反流束和会聚区的示意图**
反流口近端区域的血流加速，形成速度递增的等速性同心半球面。LA. 左心房；
LV. 左心室；AML. 二尖瓣前叶；PML. 二尖瓣后叶

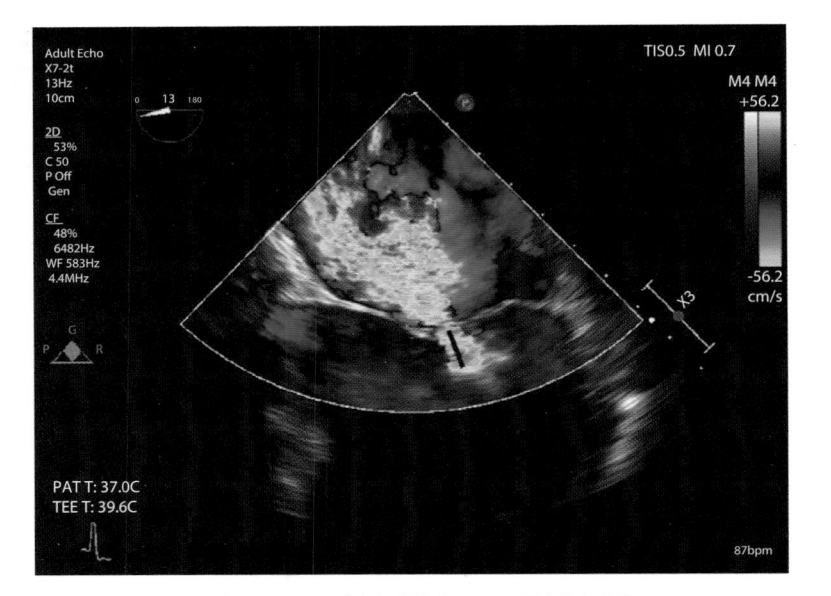

▲图 9-8　二尖瓣反流的 ME 四腔心切面

注意，彩色混叠速度设置为 56cm/s。当血流加速流向反流口时，形成等速球面。图中黑色径线表示近端等速球面的半径 r

（三）PWD

- 二尖瓣跨瓣血流：由于心房的两次充盈，MR 的存在增加了 LA–LV 间压差；两次充盈的血流来自肺静脉（正常充盈血流）和左心室（异常充盈血流）。二尖瓣 E 峰增高＞ 1.2m/s 提示重度 MR。

- 肺静脉血流（LUPV）

  ➢ 随着 MR 的严重程度增加，肺静脉频谱 S 峰减低，D 峰增高。

➢肺静脉频谱 S 峰倒置通常意味着重度 MR

五、定量评价

二尖瓣反流量（mitral regurgitant volume）是基于以下概念：通过反流口的血容量 = 反流口面积 × 反流口处的反流束速度时间积分（VTI）。VTI 是在收缩期通过 CWD 于二尖瓣处测得。

$$二尖瓣反流量 = SV_{二尖瓣} - SV_{LVOT}$$

$$SV_{二尖瓣} = MVA \times MV_{VTI}$$

$$SV_{LVOT} = LVOT_{面积} \times LVOT_{VTI}$$

$$LVOT_{面积} = 0.785 \times d^2（译者注：d 为 LVOT 直径）$$

$$轻度 < 30ml$$

$$重度 > 60ml$$

反流分数（regurgitant fraction，RF）是反流量与总 SV 的比值。

$$RF = 二尖瓣反流量 / SV_{二尖瓣}$$

$$轻度 < 30\%$$

$$重度 \geqslant 50\%$$

有效反流口面积（EROA）

$$EROA = 二尖瓣反流量 / VTI_{反流束}$$

$$轻度 < 0.20cm^2$$

$$重度 > 0.40cm^2$$

重度 **MR** 的征象

1. Coanda 效应：贴（左心房）壁反流。
2. 反流束达左心房后壁。
3. 反流束进入左心耳。
4. 反流束进入肺静脉。
5. 反流束宽度 ≥ 0.7cm。
6. 左心房扩张（＞ 5.5cm）。
7. 连枷样瓣叶 / 腱索。
8. E 峰血流速度＞ 1.2m/s。
9. 肺静脉频谱 S 峰倒置。
10. EROA ≥ 0.4cm^2。
11. 反流量≥每次心搏量 60ml。
12. 反流分数≥ 50%。

六、二尖瓣反流的标准诊断性检查（CPB 前）

使用 2D、CFD 和 PWD 确定 MR 的严重程度、位置和机制。

1. 2D：评估瓣叶对合缺陷，瓣叶结构和左心房大小。在 ME 左心室长轴切面和 ME 二尖瓣联合部切面中测量二尖瓣瓣环大小。通过以下标准（图 9-9）评价二尖瓣修复后出现收缩期前向运动（systolic anterior motion，SAM）的可能性，出现以下两项即为 SAM 的高危因素。

- AL/PL（蓝线）比率＜ 1.3。
- C-sept（coaptation-septum）值：二尖瓣对合缘距离 LVOT 处室间隔的距离（红线）≤ 2.5。

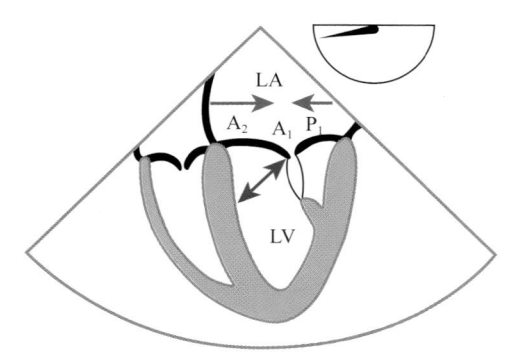

▲图 9-9　ME 四腔心切面示意图，SAM 风险分层的超声测量

LA. 左心房；LV. 左心室

2. CFD：评估以下各项。

- 反流束面积 / LA > 40%。
- 缩流颈≥ 0.7cm。
- 反流束的方向可提示反流机制。

3. PWD：肺静脉频谱 S 峰倒置（图 9-10）。

七、术中独有的检查（MV 修复后）

- 评估瓣叶活动性。
- 扫查是否有 SAM（图 9-11）。
- 测量最大压差和平均压差（排除二尖瓣狭窄）。

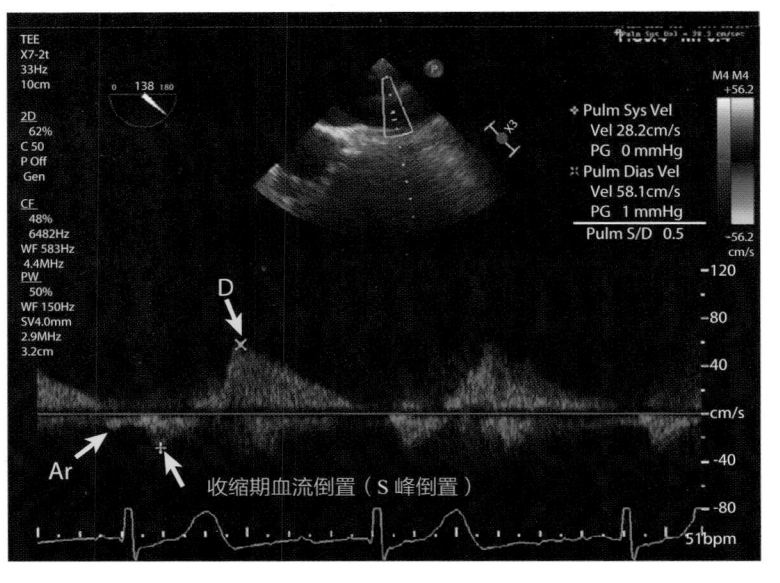

▲图 9-10 肺静脉 PWD 频谱图显示 S 波倒置

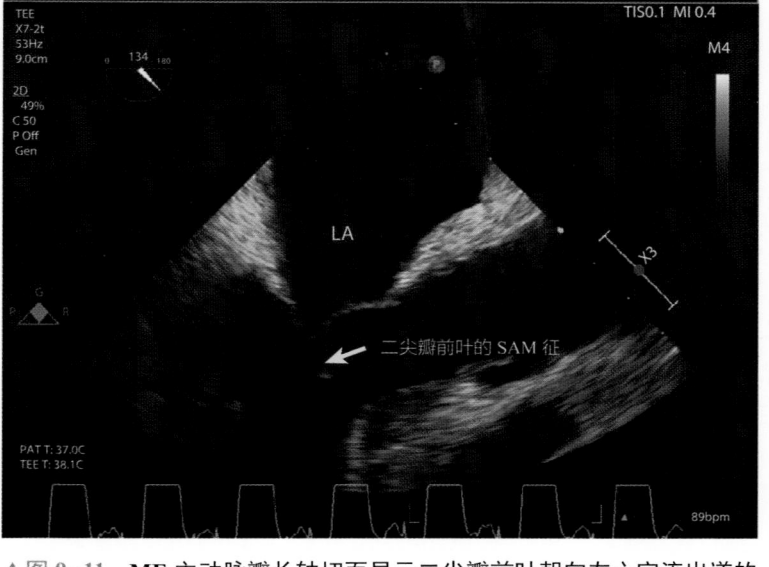

▲图 9-11　**ME** 主动脉瓣长轴切面显示二尖瓣前叶朝向左心室流出道的收缩期前向运动（**SAM**）

LA. 左心房

第 10 章　肺动脉瓣
Pulmonic Valve
肖 力 译

一、正常结构

三个瓣叶：前叶、左叶和右叶切面（图 10-1 至图 10-3）

- 从 ME 主动脉瓣短轴切面，回撤探头并将角度调至 90°（译者注：图 10-2 所示切面）。

- CWD 与血流方向平行可定量评价肺动脉狭窄。

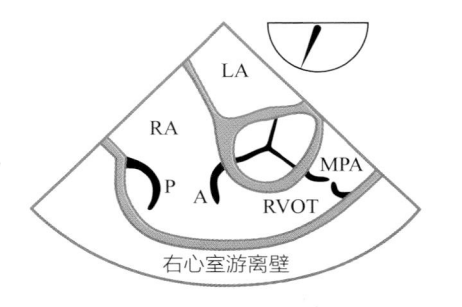

▲图 10-1　**ME 右心室流入 - 流出道切面（70°）**
LA. 左心房；RA. 右心房；MPA. 主肺动脉；RVOT. 右心室流出道；P. 三尖瓣后瓣；A. 三尖瓣前瓣（引自 Sidebotham et al：Practical Perioperative Transesophageal Echocardiography，2003，Butterworth-Heinemann.）

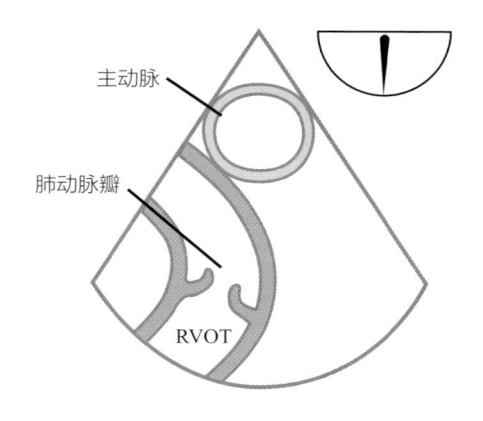

▲图 10-2　**UE 主动脉弓短轴切面**

RVOT. 右心室流出道（引自 Sidebotham et al：Practical Perioperative Transesophageal Echocardiography，2003，Butterworth–Heinemann.）

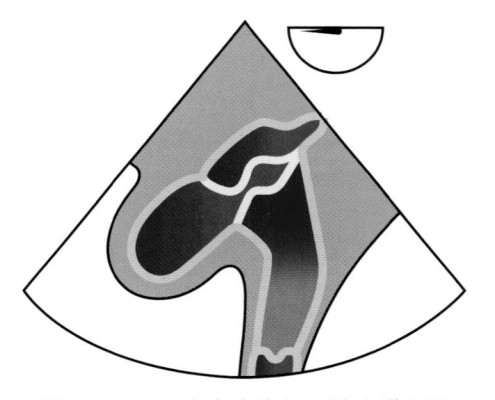

▲图 10-3　**TG 右心室流入 – 流出道切面**

经许可转载，引自 Guidelines for performing a comprehensive transesophageal echocardiographic examination：recommendations from the American Society of Echocardiography and the Society of Cardiovascular Anesthesiologists. J Am Soc Echo 26：921–64，2013.

二、肺动脉狭窄

（一）病因学（常为先天性病因）

- 瓣膜狭窄
  - ➤ 先天性。
  - ➤ 类癌综合征（常为重度三尖瓣反流伴肺动脉瓣狭窄和肺动脉瓣反流）。
  - ➤ 心内膜炎。
- 瓣下狭窄
  - ➤ 法洛四联症（超声扫查也应注意观察伴随的室间隔缺损、右心室肥厚和主动脉骑跨征象）。
- 瓣上狭窄
  - ➤ 肺动脉（PA）发育不全。
  - ➤ PA 弥漫性狭窄。
  - ➤ 外源性肿物压迫。

（二）二维超声

- 评估瓣叶活动度和厚度；舒张期"穹隆样"征象。
- 无法得到短轴图像直接测量面积。
- 在 ME 右心室流入 – 流出道切面、UE 主动脉弓短轴切面和 TG 右心室流入 – 流出道切面进行评价。

（三）CWD

- 评估峰及平均跨瓣血流速度和压力梯度。在 UE 主动脉弓短轴切面中多普勒声束方向与血流方向平行。
- 正常血流的峰速度为 0.3～0.7m/s。

肺动脉狭窄严重程度分级		
分　级	峰压力梯度	峰速度
轻　度	＜ 30mmHg	＜ 3m/s
中　度	30～64mmHg	3～4m/s
重　度	＞ 64mmHg	＞ 4m/s

三、肺动脉瓣反流

（一）病因学

- 功能性原因
  - ➢右心室扩张 / 肺动脉扩张。
  - ➢肺高压。
- 结构性原因
  - ➢马方综合征。
  - ➢心内膜炎（右心室侧出现赘生物，肺动脉侧出现乳头状瘤样改变）。

> 类癌综合征。

> 创伤。

> 医源性。

> 移植物失功能。

病理性 PR 很少见；PR 通常耐受良好。

（二）二维超声

- 评价相伴随的右心室扩张。

（三）CFD

- 测量反流束面积或反流束宽度（在肺动脉瓣反流束的起始处测量）。功能性三尖瓣反流也可能存在。目前尚无使用缩流颈法评价 PR 的指南。

- 长度＜ 10mm 的纤细反流束通常无临床意义。

（四）CWD

- 利用心电图确定收缩期及舒张期，观察舒张期肺动脉内的反向血流。舒张期反向血流频谱在基线上方（译者注：在图 10-3 所示的切面中）。目前对于 PR 的定量评价尚无明确的标准。稠密的 CW 血流频谱图像、陡峭的衰减斜率伴舒张早期血流中断都提示重度 PR。

10
肺
动
脉
瓣

估测肺动脉压力（PAP）（图 10-4）

肺动脉收缩压 / 右心室收缩压（PASP/RVSP）（图 11–8）

1. 测量三尖瓣反流的峰速度（V）并得到压差。

$$\triangle P = 4V^2$$

2. 测量右心房压（RAP）/ 中心静脉压（CVP）。

- 距离进入右心房 1cm 处测量吸气时下腔静脉塌陷度，可对右心房压力进行半定量评估。

- 如果下腔静脉直径 ≤ 1.5cm，且在呼气相增加，则说明 RAP 较低（5mmHg）（译者注：自主呼吸状态下）。

- 如果下腔静脉直径 > 2cm 且不随呼吸相改变，则说明 RAP 较高（> 20mmHg）。

3. PASP = △P + CVP

肺动脉舒张压（PADP）

1. CWD 测量肺动脉瓣反流频谱舒张末期血流速度 V（UE 主动脉弓切面）。

$$\triangle P = 4V^2$$

2. 测量 RAP/CVP。

3. PADP = △P+CVP。

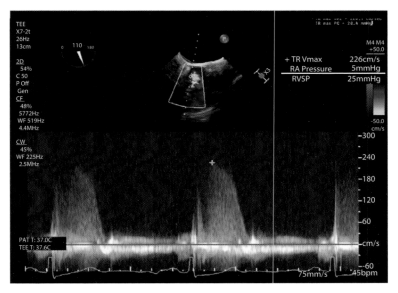

▲图 10-4　通过三尖瓣反流束计算右心室收缩压（**RVSP**）和肺动脉收缩压（**PASP**）

第 11 章 三尖瓣

Tricuspid Valve

肖 力 译

一、正常解剖

- 是最大、位置最靠前的瓣膜。
- 三个瓣叶：前瓣（最大）、后瓣、隔瓣（最小）（图 11-1）。
- 联合部（前隔、前后、后隔）很难超声成像。
- 三组乳头肌：每组与相应瓣叶相连，连接隔瓣的乳头肌可能很小或缺如。

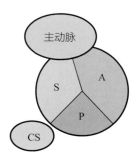

▲图 11-1 三尖瓣解剖示意图

CS 为冠状静脉窦。瓣叶包括隔瓣（S）、前瓣（A）、后瓣（P）。注意，主动脉和冠状静脉窦未按比例绘制

- 三尖瓣前瓣与右心耳毗邻。
- 后隔联合部与冠状静脉窦开口毗邻。
- 前隔联合部与主动脉毗邻。

切面

- ME 四腔心。
- ME 右心室流入 – 流出道。
- ME 改良双腔静脉。
- TG 右心室流入 – 流出道。
- TG 基底部短轴（探头转向右心）。
- TG 右心室流入道（90°～110°，右转探头）。

二、切面及相关的三尖瓣（TV）结构与功能

（一）ME 四腔心（图 11-2）

- 隔瓣（图像右侧），图像左侧显示的是前瓣还是后瓣取决于探头的深度。
- 舒张期测量瓣环径，正常值为 28±5mm（＜30mm）。
- 与二尖瓣瓣环相比，三尖瓣瓣环位置更靠近心尖（位移距离＜11mm，译者注：位移距离指的是二尖瓣、三尖瓣瓣环距心尖距离的差值）。
- Ebstein 畸形时，位移距离＞20mm。

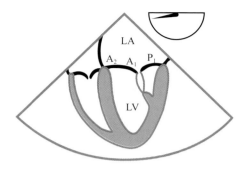

▲图 11-2　**ME 四腔心切面**

引自 Sidebotham et al: Practical Perioperative Transesophageal Echocardiography, 2003, Butterworth-Heinemann.

- 原发孔房间隔缺损或心内膜垫缺损时无瓣环位移。

（二）ME 右心室流入 - 流出道（50°～75°）（图 11-3）

- 观察前瓣或隔瓣（图像右侧）和后瓣（图像左侧）的动度。
- 超声束方向与三尖瓣反流束方向平行度良好。
- PWD 可对三尖瓣反流 / 三尖瓣狭窄（TR/TS）进行定量评估。

（三）ME 改良双腔静脉切面（图 11-4）

- 超声束与三尖瓣反流束平行度好。
- 可计算肺动脉压力。
- 具体的瓣叶无法判定。

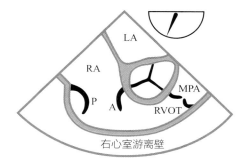

▲图 11-3 **ME 右心室流入 – 流出道切面**

LA. 左心房；RA. 右心房；RVOT. 右心室流出道；MPA. 主肺动脉；A. 前瓣；P. 后瓣（引自 Sidebotham et al：Practical Perioperative Transesophageal Echocardiography，2003，Butterworth-Heinemann.）

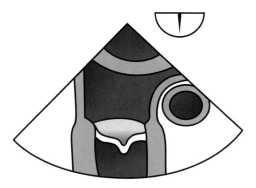

▲图 11-4 **ME 改良双腔静脉切面**

经许可转载，引自 Guidelines for performing a comprehensive transesophageal echocardiographic examination：recommendations from the American Society of Echocardiography and the Society of Cardiovascular Anesthesiologists. J Am Soc Echocardiogr 26：921–964，2013.

（四）TG 基底部短轴切面

- 评价三个瓣叶的形态。

（五）TG 右心室流入 – 流出道切面（图 11-5）

- 后叶在超声近场显像。
- 超声束与三尖瓣反流束的平行度好。
- 可计算肺动脉压力。
- 用 PWD 定量评估 TR/TS。

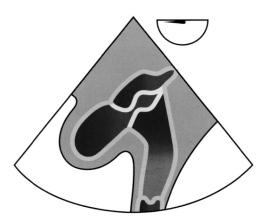

▲图 11-5　经胃右心室流入 – 流出道切面

引自 Guidelines for performing a comprehensive transesophageal echocardiographic examination：recommendations from the American Society of Echocardiography and the Society of Cardiovascular Anesthesiologists. J Am Soc Echocardiogr 26：921–964，2013.

（六）TG 右心室流入道切面（90°～110°，右转探头）（图 11-6）

- 观察瓣下结构、腱索、乳头肌、右心耳。

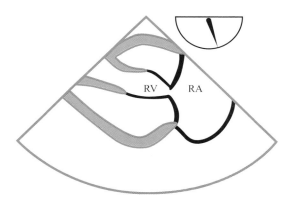

▲图 11-6　**TG 右心室流入道切面**

RV. 右心室；RA. 右心房（引自 Sidebotham et al：Practical Perioperative Transesophageal Echocardiography，2003，Butterworth-Heinemann.）

（七）改良经深胃切面（modified DTG，图 11-7）

- 如果在其他切面三尖瓣被主动脉瓣声影遮掩（如人工瓣或钙化的主动脉瓣），此切面是不错的选择。

三、三尖瓣反流（TR）

TR 可见于 70% 的正常人；需要手术治疗的单纯 TR 罕见。

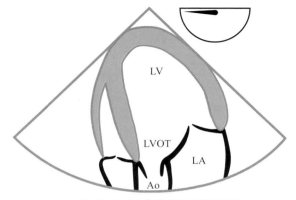

▲图 11-7 改良的经胃深部切面

LV. 左心室；LA. 左心房；Ao. 主动脉；LVOT. 左心室流出道（引自 Sidebotham et al:
Practical Perioperative Transesophageal Echocardiography，2003，Butterworth-Heinemann.）

（一）病因学

- 功能性改变（右心室功能障碍／扩张导致三尖瓣瓣环扩张）。
  - ➢ 右心室梗死。
  - ➢ 肿瘤。
  - ➢ 创伤。
  - ➢ 肺高压。
- 瓣叶异常。
  - ➢ 增厚（风湿性、类癌综合征）。
  - ➢ 脱垂（黏液瘤样改变）。
  - ➢ 损伤（心内膜炎、放疗）。

➤先天性（隔瓣裂）。

- 瓣环移位、Ebstein 畸形（三尖瓣向右心室心尖部移位）。
- 腱索和乳头肌功能障碍。

➤右心室梗死。

- 医源性。

➤异物引起梗阻或穿孔（如肺动脉导管可能使三尖瓣反流的程度增加一个等级，起搏导线等）。

- 药物引起。

➤芬芬（Fen–phen）（译者注：一种减肥药）（有既往依据，但未充分证实）。

（二）三尖瓣反流（TR）评估

2D：确定相关表现，如右心室、右心房和三尖瓣瓣环的扩张，室间隔矛盾运动，舒张期室间隔向后方移动，下腔静脉（或肝静脉）的扩张和搏动。瓣环舒张期扩张 > 40mm 或 > 21mm/m^2（译者注：瓣环径 / 体表面积）则提示严重的 TR（在 TG 流入 – 流出道切面进行测量与手术测量相关性最佳，但应选择最大瓣环径的图像进行测量）。

（三）PWD：肝静脉血流（图 11–8A 至 C）

- 正常情况下，在心动周期中血液向右心房流动。当存在严重的 TR 时，右心房和下腔静脉压力增高，出现收缩期向肝静脉内的逆向血流。

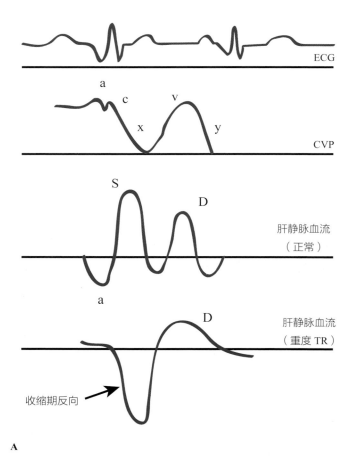

ECG

a

c

v

x

y

CVP

S

D

肝静脉血流
（正常）

a

D

肝静脉血流
（重度 TR）

收缩期反向

A

▲图 11-8　A. 肝静脉血流示意图

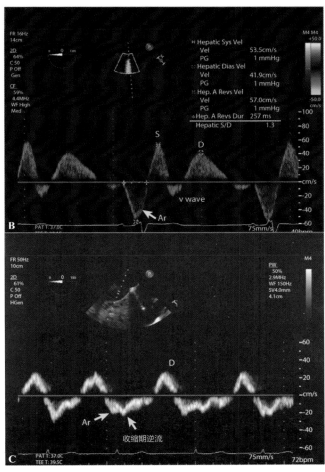

▲图 11-8（续） **B. 正常肝静脉血流 PW 频谱；C. PWD 显示收缩期血液逆流**

- 在 ME 双房心切面，沿下腔静脉追踪，进入肝脏可获得肝静脉图像。

- 将 PWD 取样容积置于距离肝静脉汇入下腔静脉的开口 2cm 处，取样线与血流方向平行。

- 收缩期肝静脉血流频谱波形变钝或反向提示右心房压力升高。

- 肝静脉逆向血流对重度 TR 的敏感性约为 80%，特异性未确定。

（四）脉冲多普勒（PWD）：三尖瓣流入血流

正常 RV E_{max} < 70cm/s（译者注：原书表述有误，已修改）（血流速度随吸气增加）。重度 TR 导致三尖瓣 E 峰速度增加。

重度 TR 且无瓣膜狭窄时，三尖瓣 E 峰速度可大于 1.0m/s。

（五）CWD：TR

高密度、三角形、早期达峰的 CWD 反流血流频谱均提示重度 TR。

（六）彩色血流多普勒（CFD）

定性评估 TR 的严重程度。评估反流束方向及反流束面积与右心房面积之比。

- 局限性

  ➢ 如果反流束呈偏心性，则用面积法测量不准确。

  ➢ 本方法依赖负荷情况

- 注意点
  - 当反流束朝向房间隔时，还必须明确腔静脉血流是否正常或是否存在房间隔缺损（假设此类房间隔缺损时右心房压＞左心房压）。
  - 当重度 TR 是由瓣膜对合缘存在较大缺损所致时，反流束可能为层流且由于缺乏湍流而可能被 CFD 忽略。

（七）缩流颈

- 缩流颈（vena contracta，VC）为在瓣叶水平，血流在右心房侧增速为湍流前的最小反流束直径。
- 在所有评估方法中的负荷依赖性最小。
- 使用改良 ME 四腔心或 TG 右心室流入道切面。Nyquist 极限设置为 50～60cm/s（译者注：原书表述有误，已修改）。

> VC ≤ 7mm 提示轻 / 中度 TR
>
> VC ＞ 7mm 提示重度 TR

三尖瓣反流严重程度分级			
方　法	轻　度	中　度	重　度
反流束面积	＜ 5cm^2	5～10cm^2	＞ 10cm^2
VC	—	≤ 7mm	＞ 7mm
肝静脉收缩期血流	正常	收缩期变钝	收缩期反向
CWD 密度 / 轮廓	柔和，抛物线形	高密度，形态不定	高密度，三角形

（八）三尖瓣反流束评估肺动脉压（PAP）（图 11-9）

CWD：通过 Bernoulli 方程，$\Delta P = 4V^2$，评价三尖瓣反流速度和估测肺动脉收缩压。

- 三尖瓣反流峰值速度（如 3m/s）。
- 收缩期跨瓣压差 $\Delta P = 36$mmHg。
- 假定 CVP = 10mmHg，则 RVSP/PASP = 46mmHg。

$$RVSP（或 PASP）= \Delta P + RAP（CVP）$$

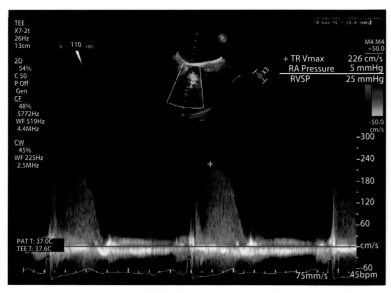

▲图 11-9　中度三尖瓣反流，通过反流束估算右心室收缩压

注意，三尖瓣反流速度取决于 RV 和 RA 之间的压差，与三尖瓣反流的严重程度无关。

四、三尖瓣狭窄

- 使用所有相关切面观察三尖瓣狭窄（tricuspid stenosis，TS）。
- 美国风湿性心脏病发病率较低，TS 不常见。
- 单纯三尖瓣狭窄非常少见（通常伴有风湿性二尖瓣狭窄）。

（一）病因学

- 瓣叶增厚和关闭受限
  - 风湿性疾病。
  - 类癌性疾病（无 TR 则无狭窄）。
  - 先天性疾病。
- 流入道梗阻（类似 TS 的表现）
  - 肿瘤（黏液瘤）。
  - 赘生物（感染性或炎性）。
  - 血栓。

（二）TS 评估

2D：评估右心房和瓣叶的形态 / 功能。

- 瓣叶呈穹隆状，增厚，活动受限。
- 右心房增大。

CWD：测量跨瓣压差。

将 CWD 取样容积置于右心室侧三尖瓣瓣尖处。多切面扫查，取最大速度值（图 11-10）。

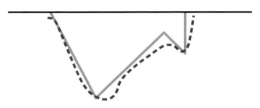

▲图 11-10　勾勒三尖瓣流入血流频谱，计算得出平均压差或速度时间积分（VTI）（虚线表示勾勒线）

五、重度 TS

- 三尖瓣流入血流 VTI＞60cm 表示重度狭窄。
- 三尖瓣流入血流速度＞0.7m/s 表示重度狭窄。
- 平均跨瓣压差≥5mmHg 表示重度狭窄。
- 压力降半时间≥190ms 表示重度狭窄。
- 连续方程测得的瓣口面积≤1cm^2。

第 12 章　右心室
Right Ventricle

肖　力　译

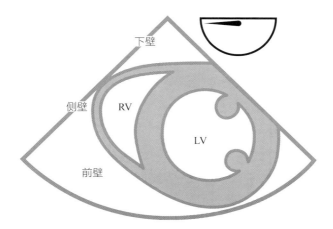

▲图 12-1　**TG 中段短轴**

RV. 右心室；LV. 左心室(引自 Sidebotham et al: Practical Perioperative Transesophageal Echocardiography，2003，Butterworth-Heinemann.)

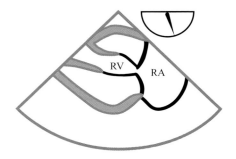

▲ 图 12-2　**TG 右心室流入道切面 120° 并顺时针旋转探头**

RV. 右 心 室；RA. 右 心 房（引 自 Sidebotham et al：Practical Perioperative Transesophageal Echocardiography，2003，Butterworth-Heinemann.）

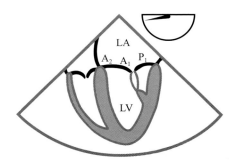

▲ 图 12-3　**ME 四腔心切面**

LV. 左 心 室；LA. 左 心 房（Sidebotham et al：Practical Perioperative Transesophageal Echocardiography，2003，Butterworth-Heinemann.）

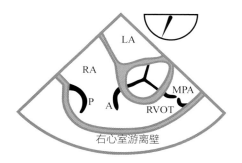

（一）正常解剖

- 形态。
  - ➢ 几何形态复杂：呈新月形，有大量心肌小梁。
  - ➢ 调节束内含部分右束支。
- 大小。
  - ➢ 心尖由左心室构成。
  - ➢ 右心室终止于至心尖纵向长径 2/3 处。
  - ➢ 基底段线性直径 25～41mm。
  - ➢ 中段线性直径 19～35mm。
- 纵向长径 59～83mm。

12
右
心
室

111

- 年龄越大，右心室径线越小。
- 室壁厚度。
  - ➢ 通常比左心室薄。
  - ➢ 因心肌小梁化而难以评估。

（二）右心室扩张

- 右心室超过至心尖长径的 2/3。
- 心尖由右心室而非由左心室构成。

（三）右心室肥厚

- 见于右心室压力超负荷。
- RV 壁厚度 = LV 壁厚度。
- 收缩期左心室呈 D 形。
- 舒张末期右心室游离壁厚度 > 5mm（难以精确测量）。

（四）右心室收缩功能

- 三尖瓣瓣环收缩期位移（tricuspid annular plane systolic excursion，TAPSE）：以 M 型超声测量三尖瓣瓣环舒张末期和收缩峰期之间的纵向位移距离（< 17mm 提示右心室收缩功能不全）。
- 右心室心肌做功指数（RIMP 或 Tei index）：RIMP =（IVRT + IVCT）/ ET。TDI > 0.54 或 PWD > 0.43，表示收缩功能不全。IVRT 为等容舒张期；IVCT 为等容收缩期；ET 为射血时间。

- 面积变化分数（FAC）＜ 35% 为异常（勾勒时应包含右心室心肌小梁）。
- dP/dt 或收缩期心室内压上升速度（与左心室 dP/dt 类似）：使用 CWD 测量三尖瓣反流束。在三尖瓣反流束的上升支测量速度从 1m/s 增加到 2m/s 所需时间。如 dP 为（16 − 4 = 12mmHg），正常值＞ 1000mmHg/s（对应的 dt ＜ 12ms）。

（五）右心室室壁运动

- 属于定性评估（成像平面通常是倾斜的，因此需多切面扫查）。
- 左心室下壁运动异常可为右心室功能提供线索。
- 右心室游离壁运动障碍常先于右心室功能异常出现。

（六）室间隔运动

- 正常情况下，室间隔的功能是左心室功能的一部分，在整个心动周期中，室间隔始终呈弧形由左心室凸向右心室。
- 右心室容量过负荷时，室间隔会变得平坦，左心室舒张期呈 D 形（右心室容量最大），收缩期恢复正常的 O 形（左心室压力增大）。
- 右心室压力过负荷时，左心室在收缩期呈 D 形（右心室压力最大时）。
- 容量过负荷时，舒张末期室间隔形状畸变最大，左心室晚期充盈度下降：E ≫ A。
- 压力过负荷时，收缩末期室间隔形状畸变最大，左心室早期充盈度下降：E ＜ A。

- 心室起搏或房室起搏导致的室间隔形状畸变，可能是由于心电传导异常导致心肌运动不同步所致。

正常情况下，左心室充盈早于右心室，舒张期室间隔向前运动凸入右心室，而收缩期室间隔向后方的左心室移动。右心室过负荷时，在舒张期，室间隔向后运动，而在收缩期室间隔向前运动。

（七）右心衰竭

- 病因
  - 近右心室水平的左向右分流（如心房或上/下腔静脉水平）。
  - 继发性肺高压
    - 二尖瓣病变。
    - 慢性左向右分流。
    - 肺栓塞或其他肺部疾病。
  - 三尖瓣反流、肺动脉瓣反流。
  - 右心室梗死。
- 征象
  - 舒张期室间隔平坦。
  - 右心室扩张/过负荷。
  - 右心室内超声自显影。

第 13 章 人工瓣膜
Prosthetic Valve Types

李 琪 译

一、机械瓣

比生物瓣更为耐用，但置换后需要抗凝治疗。

（一）球笼瓣（Starr-Edwards 瓣）（图 13-1）

- 具有历史意义；该类瓣膜于 2007 年停产，但某些患者体内仍可能存有这种瓣膜。
- 血栓栓塞风险高；对红细胞破坏较大。
- 包含一个安装在 U 形笼上的缝合环，U 形笼内为硅橡胶制成的球状阀体。

（二）倾碟瓣（Medtronic Hall 和 Bjork Shiley）（图 13-2）

- 具有历史意义，但某些患者体内仍可能存有这种瓣膜（均已停产）。
  - 圆形碟片通过支撑杆偏心地固定在缝合环上。当处于开放位置时，形成两个不对称的孔道。碟片开放最大倾斜75°，允许前向血流通过，而在 0° 关闭位置时无血流通过。

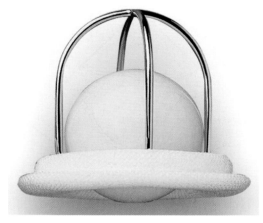

▲图 13−1　球笼瓣（Starr−Edwards；Edwards Lifesciences）

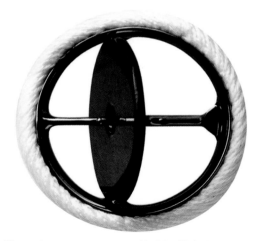

▲图 13−2　**Medtronic Hall 单叶倾碟瓣（Medtronic）**

➢反向的冲洗血流有"冲刷"瓣膜的作用；各瓣膜类型有其特定冲洗血流。

（三）双叶瓣（最常用的机械瓣）

- 双叶瓣可用于主动脉瓣或二尖瓣的置换。
- 由于瓣叶不会退行性变，它们的使用寿命往往比生物瓣更长。
- 所有双叶瓣都有两个半圆形碟片或瓣叶，通过铰链与瓣环相连。瓣环由缝合环包绕。
- 血栓和血管翳的形成可引起瓣叶活动障碍。
- St. Jude 双叶瓣（图 13-3）。

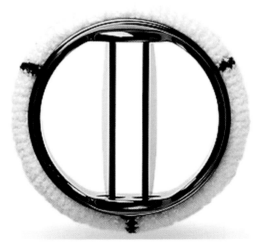

▲图 13-3　**St. Jude 双叶瓣（St. Jude Medical）**

➢CFD：呈多个低速中央型（在大多数切面中）冲洗血流束。

- Carbomedics 双叶瓣（图 13-4）。

    ➢CFD：可见四束冲洗血流；中心束较其他位置的更容易观察到。

- On-X 双叶瓣（图 13-5）。

    ➢CFD：冲洗血流远离瓣叶中央。

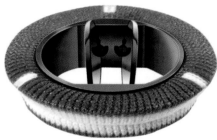

◀图 13-4　**Carbomedics 双叶瓣**
LivaNova，其前身为 Sorin Group

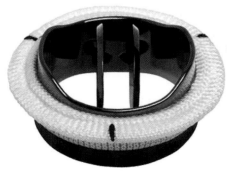

◀图 13-5　**On-X 双叶瓣**
经 CryoLife，Inc. 许可转载

二、生物瓣

与机械瓣膜相比，生物瓣膜的耐用性较差，但在不增加血栓形成风险的情况下，术后3个月不再需要抗凝治疗。

（一）异种瓣膜（猪或牛）

- 有支架生物瓣（如 Magna Ease，Mosaic）（图 13-6 和图 13-7）
  > 将保存的猪组织瓣叶置于具有3个支架柱子的半柔性圆形框架上。
  > 由于支架对血流动力学的不良影响，随着时间的推移（5～7年），可能会发生瓣叶的退化和钙化。
  > 二维图像可在所有切面上见到缝合环回声。

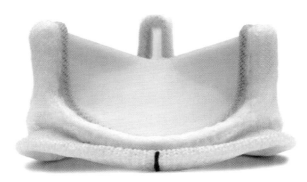

▲图 13-6　**Edwards Magna Ease 有支架生物瓣**

经许可转载，引自 Edwards Lifesciences LLC, Irvine, CA.Edwards, Edwards Lifesciences, Carpentier-Edwards，Magna，Magna Ease, Magna Mitral Ease, Edwards SAPIEN, SAPIEN, SAPIEN XT 和 SAPIEN 3 均为 Edwards Lifesciences 的商标

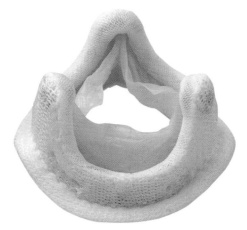

▲图 13-7　**Medtronic Mosaic 有支架生物瓣**
经 Medtronic™ 2017 许可转载

> CFD 可能显示一小束中央型反流。

- 无支架主动脉瓣（如 Freestyle Medtronic，St. Jude Toronto）
  > 由于缝合环内缺少支架，与有支架的生物瓣相比，瓣叶口径更大。跨瓣压差更低。
  > 如果在冠状动脉下方植入该种瓣膜，瓣环尺寸与窦管结合部径线相同。
  > 超声表现与自体瓣膜相似。

（二）同种瓣膜（人类）

- 无支架生物瓣（图 13-8）
  > 来自人类尸体的冷冻保存的主动脉瓣。

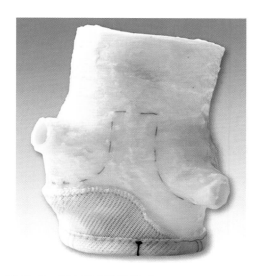

▲图 13-8　无支架主动脉瓣（**Edwards Lifesciences**）

> 除缝合线周围的回声增强外，其余部分与自体瓣膜的超声表现几乎相同。

> 根据主动脉瓣环和窦管口径确定适合的大小。

- 自体移植（如 Ross 手术，将患者的肺动脉瓣移植到主动脉瓣位置，而将同种异体瓣膜放置在患者的肺动脉瓣位置）

  > 特别重要的是，主动脉瓣环和肺动脉瓣环之间的口径差距不得过大（通常为 ±1cm 差异）。如果差异过大，则可能需要放弃施行 Ross 手术。肺动脉瓣关闭不全是无法进行 Ross 手术的另一个原因。

13
人工瓣膜

（三）经导管主动脉瓣

经导管主动脉瓣被批准用于伴随三瓣叶钙化的主动脉瓣狭窄的高危和中危患者。最常见的手术方式是经皮通过股动脉逆行将瓣膜传送至主动脉瓣。其他非经皮的手术入路包括股动脉切开、左锁骨下或颈动脉和升主动脉。

- Edwards Sapien 瓣膜（图 13-9）
  - ➢带有牛生物瓣膜的钴铬合金框架。
  - ➢随着球囊扩张而释放。
  - ➢也可以通过左心尖顺行放置。
  - ➢更小的瓣架尺寸。

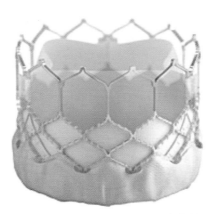

▲图 13-9　**Edwards Sapien 生物瓣**

经许可转载，引自 Edwards Lifesciences LLC, Irvine, CA.Edwards，Edwards Lifesciences，Carpentier-Edwards，Magna，Magna Ease，Magna Mitral Ease，Edwards SAPIEN，SAPIEN，SAPIEN XT，and SAPIEN 3 均为 Edwards Lifesciences 的商标

- Medtronic CoreValve 瓣膜（图 13-10）

  ➢ 带有猪生物瓣膜的镍钛合金框架。

  ➢ 自释放式。

  ➢ 置入位置为瓣环上瓣叶的位置。

  ➢ 尺寸较大，导致房室（AV）传导阻滞的风险较高。

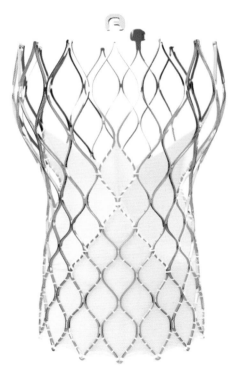

▲图 13-10　**Medtronic CoreValve 瓣膜**
经 Medtronic™ 2017 许可转载

三、人工瓣膜功能紊乱

机械瓣和生物瓣

- 阻塞 / 狭窄

  ➤ 2D：可见瓣膜、瓣叶结构，瓣叶活动（如排除封堵器故障、支撑杆断裂），以及心脏腔室大小。

  ➤ CWD：评估压差，并与特定类型的人工瓣膜的正常值进行比较。

  ➤ CFD：评估异常血流或湍流（必须与特定人工瓣膜的正常血流模式进行比较）。

- 反流

  ➤ 2D：可见生物瓣瓣膜裂开，脓肿，撕裂或瓣窦退化，由于破裂或有血管翳而持续"开放"。

  ➤ CFD：区分生理性（正常和预期模式）与病理性反流。

    - 反流是否在缝合环内？反流位置位于中央还是瓣周？（与人工瓣膜的正常回声像进行比较）

    - 反流是层流还是异常的湍流？

    - 进入接收腔室的生理性反流束的加速距离通常不超过 2~3cm。每种瓣膜都有特定的生理性正常冲洗血流。

- 或排除栓塞的原因

  ➤ 2D：可见瓣膜和支撑结构的血栓形成。

  ➤ CFD：评估异常血流类型。

➤CWD：排除狭窄或占位。

- 瓣膜机械功能
    ➤瓣叶或封堵器的活动部分是否打开?
    ➤缝合环、瓣叶、封堵器、支架、球笼等部件的回声强度是否异常?
    ➤在心动周期中是否瓣膜与瓣环分离或在缝合环上进行摆动运动?
- 评价反流
    ➤明确部位和严重程度（使用与自体瓣膜评估时相同的方法）。
    ➤明确反流束数量（与相应瓣膜种类的生理性反流相比）。
    ➤明确反流的位置（反流通过瓣环还是瓣周区域）。
    ➤对于瓣周漏，反流占缝合环的百分比决定了瓣周漏的严重程度。
- 评价与期望值相关的前向流量
    ➤有效瓣口面积（effective orifice area，EOA）（表 13–1）

$$EOA = SV / VTI_{人工瓣膜}$$

使用 CWD 测量跨人工瓣膜的 VTI。

$$SV = CSA \times VTI（通过 PWD 测量）$$

13
人工瓣膜

125

表 13-1　有效瓣口面积（EOA）

不匹配程度	EOA（cm²/m²）
匹　配	＞0.85
中　度	0.65～0.85
重　度	＜0.65

LVOT 或 RVOT 径线的测量：在瓣膜近端测量或使用其参考值。

EOA 需由患者的体表面积变成 EOA 指数。

➤ 确定峰速度。

➤ 确定平均压差（表 13-2）。

➤ 无支架的瓣膜往往压差较低。

➤ 可以根据瓣膜大小和位置找到每个瓣膜预期的冲洗血流和预期的反流速度表。

表 13-2　机械瓣和有支架生物瓣的正常多普勒值

	峰值速度（m/s）	平均压差（mmHg）
人工主动脉瓣	＜3	＜20
人工二尖瓣	＜1.9	＜5

第14章 心内膜炎
Endocarditis

陈晓翔 译

TEE 在检测感染性心内膜炎方面始终优于 TTE。在各种对比研究中，TEE 的敏感性为 88%～100% 而 TTE 仅为 30%～68%。

新发的瓣膜反流、人工瓣膜断裂、脓肿或赘生物都应怀疑心内膜炎。

赘生物会随着瓣膜运动（与其他占位不同），并随着时间的推移，赘生物的大小会发生改变（病情恶化或随治疗改善）。

一、TEE 的目标

- 识别瓣膜病变的存在、位置和数量。
- 评估功能异常。
- 评估瓣膜的解剖结构。
- 评估疾病对房室大小的影响。
- 排除其他并发症（如瓣膜旁脓肿、心包积液等）。
- 提供临床病程的预后数据（如栓塞风险：> 10mm；附着于二尖瓣前叶；累及多个瓣膜）。

14
心内膜炎

（一）M 型超声

- 可以看到带蒂赘生物的快速波动。

（二）2D

- 局部回声密度增强。
- 通常形状不规则（与黏液瘤相比）。
- 固定或者带蒂。
- 与瓣膜运动出现同步波动。
- 位于反流瓣膜的边缘或低压侧，但随心动周期运动（图 14-1）。
    - ➢二尖瓣或三尖瓣的心房侧。
    - ➢主动脉瓣或肺动脉瓣的心室侧。
    - ➢室间隔缺损的右心室侧。
- 常见部位：二尖瓣前叶与主动脉瓣的瓣环间连接处 [二尖瓣 – 主动脉瓣瓣间纤维膜（mitral aortic intervalvular fibrosa, MAIVF）]。
- 罕见部位
    - ➢腱索、Eustachian 瓣、Chiari 网。
    - ➢人造异物（如起搏导线）。

二、鉴别诊断

- 乳头状纤维瘤。
- 黏液瘤性二尖瓣。

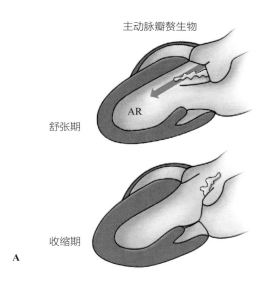

主动脉瓣赘生物

舒张期

AR

收缩期

A

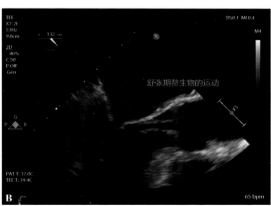

▲图 14-1 主动脉瓣赘生物

A. 舒张期和收缩期的示意图，显示赘生物的运动；B. 舒张期 2D ME 左心室长轴影像。AR. 主动脉瓣反流

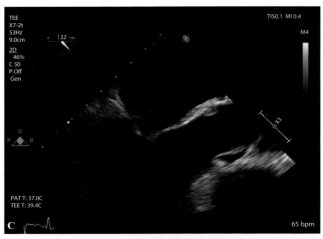

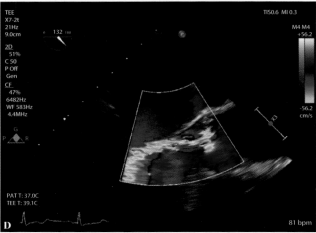

▲图 14-1 （续） **C. 收缩期 2D ME 左心室长轴影像；D. 舒张期 ME 左心室长轴 CFD 显示反流束**

图 A 引自 Otto：*Textbook of Clinical Echocardiography*，ed.3，Philadelphia，2004，Saunders

- 治愈的赘生物。
- 非细菌性血栓性心内膜炎。
- 狼疮相关心脏损害（Libman–Sacks 心内膜炎或称非典型疣状心内膜炎）。
- 血栓。
- 钙化瓣膜的声束宽度伪像（译者注：或称旁瓣伪像）。
- 主动脉瓣 Lambl 赘生物。
- Arantius 小结。
- 类癌综合征（三尖瓣弥漫性增厚）。

（一）超声心动图显示的相关表现 / 并发症

- 脓肿：低回声被高回声包绕，无回声区域；人工瓣膜摇摆（提示断裂）；主动脉壁局部增厚。
- 瓣膜穿孔和（或）连枷状瓣叶引起的急性瓣膜反流。
- 心脏内瘘。
- 化脓性心包炎。
- 主动脉窦瘤。

（二）TEE 评估预后和预测并发症风险

- 大小：> 10mm 的赘生物的栓塞风险比 10mm 以下的赘生物高 3 倍。
- 位置：相较于主动脉瓣，累及二尖瓣的病变发生栓塞的风险增加。

14
心内膜炎

第 15 章　心包疾病

Pericardial Disease

王晓娥　译

一、心包积液

- 心包腔内通常含有少于 50ml 的浆液，二维超声下可见或不可见。

- 心包脂肪可能被误认为心包积液。心包脂肪，虽然有回声，但只在心脏的前表面看到。心脏除左心室均可见心外膜脂肪的围绕，此导致左心室周围的心包难以观察。

- 心脏周围出现透声或无回声区是心包积液和（或）未凝血液的二维超声征象，最佳观测切面为 ME 四腔心切面或 TG 左心室中段短轴切面（图 15-1）。相反，凝固的血液表现为高回声，并可能局限在特定区域。

（一）心包积液的分级

- 微量：仅见于心脏收缩期。

- 少量：仅后部，≤ 1cm。

- 中量：前后可见，环绕心脏，1～2cm。

- 大量：前后均可见，≥ 2cm。

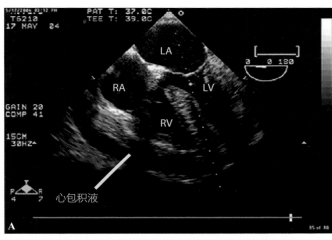

心包积液

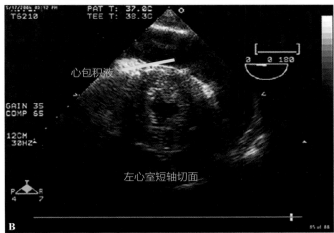

心包积液

左心室短轴切面

▲图 15-1　食管中段四腔心切面（A）和经胃底左心室乳头肌短轴切面
（B）见心脏周围心包积液

LA. 左心房；RA. 右心房；LV. 左心室；RV. 右心室

（二）心包积液与胸腔积液的鉴别

- 从 ME 四腔心切面左旋探头，可见左心房、左心室和降主动脉。

  ➤ 左胸腔积液为在主动脉下方伸展的呈反新月形状的无回声区（图 15-2）。

  ➤ 心包积液存在于左心房和降主动脉之间的间隙。

- 横窦：位于主动脉和肺动脉干之间的心包腔隙。当有液体充盈时，在 ME 主动脉瓣长轴切面它表现为主动脉后壁和左心房之间的无回声的三角形间隙。如果它填充着脂肪，则可能会被误认为是占位。

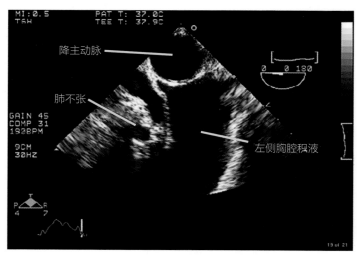

▲图 15-2　左侧胸腔积液

- 斜窦：左心房之后肺静脉之间的心包腔隙。是心脏手术后血液积聚的常见部位。

二、心脏压塞

- 当心包腔压力超过一个或多个心腔的压力时出现。
- 生理学。
  - ➤舒张末期或收缩早期出现右心房或左心房塌陷。
  - ➤舒张早期出现右心室塌陷。
  - ➤自主呼吸吸气相时，血液涌进右心室，使右心室扩张并将室间隔向左心室推移（导致左心室容积减少），称为吸气相室间隔反常运动或心室相互依赖。

注意：心室充盈的呼吸变异难以预测，且在机械通气患者中尚未得到验证。

三、心脏压塞的超声心动图总结

（一）2D

- 右心房塌陷发生在舒张末期和收缩早期（最先发生），此时右心房压力最低；持续时间具有重要意义：塌陷时间 > 1/3 心动周期为心脏压塞的特征征象。
- 右心室塌陷发生在舒张早期，右心室压力最低时。
- 吸气时扩张的下腔静脉无直径变异。而正常状况下的下腔静脉吸气时直径减少或塌陷 50%。

- 当心包腔隙有血块和局部填塞时，可能看不到腔室塌陷。

（二）多普勒

- 二尖瓣和三尖瓣流入血流成分（E 峰）的自主呼吸变异（正常不随呼吸变化）。

  ➢ 吸气：$E_{三尖瓣}\uparrow$，$E_{二尖瓣}\downarrow$。

  ➢ 呼气：$E_{三尖瓣}\downarrow$，$E_{二尖瓣}\uparrow$。

- 正压（机械）通气，无包裹性积液时，可放大 E 峰的呼吸变异但与自主呼吸时的变化相反，例如：

  ➢ 吸气：$E_{三尖瓣}\downarrow$，$E_{二尖瓣}\uparrow$。

  ➢ 呼气：$E_{三尖瓣}\uparrow$，$E_{二尖瓣}\downarrow$。

- 存在心脏压塞时，二尖瓣 E 峰呼吸变异率达 30%。

- 存在心脏压塞时，三尖瓣 E 峰呼吸变化率达 60%。

四、缩窄性心包炎

- 2D：心包增厚（高回声区域 > 3mm）；自主呼吸吸气时已扩张的下腔静脉的直径减小 < 50%，室间隔运动异常。

- 多普勒：E/A ≥ 2，减速时间缩短（≤ 160ms），e′ 正常，等容舒张期随呼吸变化，二尖瓣 E 峰呼吸变异率明显（≥ 25%）（类似心脏压塞）。

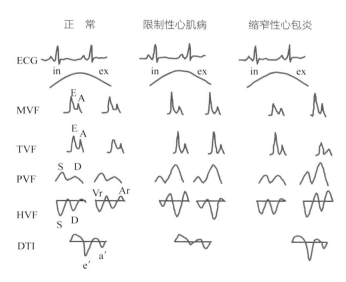

鉴别缩窄性心包炎和限制性心肌病（图 15-3）

- 在限制性心肌病中缺乏 E 峰的呼吸变异率（限制性心肌病不是心包疾病）。

- 组织多普勒：e′ 在限制性心肌病中降低，在缩窄性心包炎中正常。同样，彩色 M 型 Vp 在限制性心肌病中降低。

▲图 15-3　鉴别缩窄性心包炎和限制性心肌病

MVF. 二尖瓣过瓣血流；TVF. 三尖瓣过瓣血流；PVF. 肺静脉血流；HVF. 肝静脉血流；DTI. 组织多普勒二尖瓣环运动（引自 Hoit B: Management of effusive and constrictive pericardial heart disease. Circulation 105: 2939–2942, 2002.）

表 15-1 限制性心肌病和缩窄性心包炎舒张期指标的比较

舒张期指标		限制性心肌病	缩窄性心包炎
二尖瓣过瓣血流		二尖瓣过瓣血流随呼吸变异 E/A > 2 短 DT 舒张期反流	吸气：二尖瓣过瓣血流 E 峰降低，IVRT 延长 呼气：与吸气时变化相反 短 DT 舒张期反流
肺静脉		收缩/舒张（S/D）变钝（0.5），主动脉瓣（AR）反流明显且持续时间长 D 波随呼吸无变异	S/D > 1 吸气：肺静脉 S 峰和 D 峰减小 呼气：与吸气时变化相反
三尖瓣过瓣血流		三尖瓣过瓣血流 E 波随呼吸轻度改变 E/A > 2 TR 峰流速随呼吸无明显变化 吸气时 DT 短 舒张期反流	吸气：E 峰流速和 TR 峰流速均增加 呼气：与吸气时变化相反 短 DT 舒张期反流
肝静脉		S/D 比变钝，吸气时比值反转	吸气：最低程度增加 HV，S 和 D 呼气：舒张期血流减少，出现逆流
下腔静脉		静脉腔内淤血	静脉腔内淤血
彩色 M 型		血流速度变慢	血流速度快（≥ 100cm/s）
二尖瓣瓣环运动		低速早期充盈	正常或高速充盈

第 16 章 主动脉粥样硬化性夹层动脉瘤

Aortic Atherosclerosis Aneurysm Dissection

刘家欣 译

TEE 无法显示约 40% 的升主动脉，包括升主动脉上通常的插管部位（盲点：食管和升主动脉之间被气管或右主支气管或两者共同阻挡的位置）。

主动脉表面扫描受探头近场回声失落限制（需要一个支架或"垫"隔开探头和主动脉）。通常只需在探头和主动脉之间的无菌保护套内放置少量超声凝胶就可以很好地显示升主动脉。

一、粥样硬化

- 主动脉弓存在病变提示升主动脉可能也存在病变，因此，在主动脉插管前需进行主动脉表面扫描。一项研究显示，主动脉表面扫描发现的升主动脉或主动脉弓中、重度粥样硬化斑块的患者中，TEE 的检出率 < 30%（Ann Thorac Cardiovasc Surg 4：347–350，1998）。

- 存在许多对主动脉粥样硬化进行评分的分类系统。如 JASE 分类（J Am Soc Echocardiogr 28：119–182，2015）。

    ➢ 1 级：正常（内膜增厚 < 2mm）。

> 2 级：轻度粥样硬化（2～3mm 或明显的内膜增厚）。

> 3 级：中度粥样硬化（3～5mm）。

> 4 级：重度粥样硬化（＞5mm）。

> 5 级：复杂性粥样硬化（2～4级合并活动性斑块和溃疡）。

- 栓塞风险

  > 栓子的大小和程度（突出管腔＞5mm 的栓子危险较大）

  （Katz et al. J Am Coll Cardiol 20：70–77，1992）。

  > 活动度。

  > 形状多变（高低起伏）和外观粗糙（不平滑）。

二、胸主动脉扩张／动脉瘤

在舒张末期连续测量主动脉，并确保测量线垂直于主动脉长轴。

- 升主动脉扩张

  > 高血压。

  > 动脉粥样硬化。

  > 中层囊性坏死。

  > 主动脉瓣后狭窄。

- 主动脉根部扩张

  > 结缔组织病和炎性疾病。

  > 马方综合征（窦管交界处消失），也被称为囊状内层坏死。

    – 主动脉根部扩张的并发症。

◆ 中央型 AR（根部 > 5cm）。

◆ 瓣叶连枷。

◆ 压迫邻近结构。

◆ 内膜血肿。

三、胸主动脉夹层

- TEE 检出的敏感性和特异性接近 100%。
- 二叶或单叶主动脉瓣的患者风险增加 5 倍。
- 马方综合征可能胸主动脉无扩张却形成夹层。

四、诊断要点

- 是否存在解剖异常 [2D 和（或）CFD 可见起伏的内膜片，显示两个腔道（真腔和假腔）]。
- 部位 / 分类（图 16-1）。

（一）A 型（Stanford 分型）

- 手术治疗
  - ➤DeBakey Ⅰ型：病变从升主动脉延伸到降主动脉。
  - ➤DeBakey Ⅱ型：累及升主动脉。

（二）B 型（Stanford 分型）

- 通常采取非手术治疗

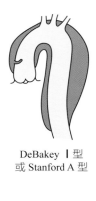

DeBakey Ⅰ型
或 Stanford A 型

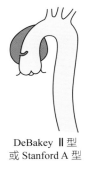

DeBakey Ⅱ型
或 Stanford A 型

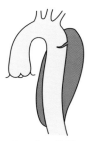

DeBakey Ⅲ型
或 Stanford B 型

▲图 16-1　主动脉夹层分类

➢DeBakey Ⅲ型：只累及降主动脉．

- 撕裂口的位置。
- 再入撕裂口和第二撕裂口的位置。
- 涉及的主动脉弓和主要分支血管（通常 TEE 难以发现）。
- 累及的冠状动脉。
- 存在严重的 AR。
- 心包积液和填塞。

- 节段性室壁运动异常（提示冠状动脉开口受累）。

（三）通过以下方法区分真腔和假腔

- 大小（此规律常适用于降主动脉）
  - ➤ 真腔＜假腔。
- 动脉搏动
  - ➤ 真腔：在心脏收缩期扩张。
  - ➤ 假腔：在心脏收缩期压缩。
- 血流
  - ➤ 真腔：收缩期前向血流，与正常一致。
  - ➤ 假腔：延迟，反向或无血流。
- 形状（一般来说符合此规律）
  - ➤ 真腔：在短轴切面呈圆形。
  - ➤ 假腔：在短轴切面呈新月形。
- 超声自显影
  - ➤ 真腔：罕见。
  - ➤ 假腔：常见。
- 血栓
  - ➤ 真腔：罕见。
  - ➤ 假腔：常见。
- 伪像
  - ➤ 主动脉壁钙化或导管会产生混响伪像，如呈曲线并与主动脉同时移动的回声线可能是来自 PA 导管的混响伪像。

➢食管上段主动脉弓切面中的无名静脉可能被误判为夹层片。

五、评估手术效果

- 保留的 AV 功能不全。
- 冠状动脉开口血流。
- 排除新发节段性室壁运动异常。

第 17 章 成人先天性心脏病
Adult Congenital Heart Disease

陈晓翔　译

一、简单先天性心脏病

（一）房间隔缺损

- 成年房间隔缺损（atrial septal defect，ASD）患者在 30—40 岁时可伴有心房颤动（由心房扩大引起）、运动耐量降低或者心力衰竭，此时有手术指征。

- 初期无症状的 ASD 患者随着年龄的增长，左向右分流增加，左心室舒张功能恶化，进而出现症状。

- 继发孔型最常见。

- 通过 2D 和 CFD 评估。

- 垂直于房间隔的分流束宽度＞ 5mm 即非卵圆孔未闭，或者有 2D 证据显示右心房增大和（或）右心室增大。

（二）分型

- 继发孔型 ASD（最常见）（图 17-1）
    - ➢ 卵圆孔未能闭合。
    - ➢ ME 四腔心及双腔静脉切面。

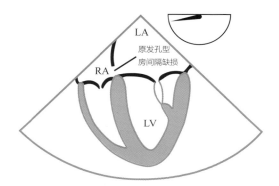

▲图 17-1　ME 四腔心切面原发孔型房间隔缺损示意图

LA. 左心房；RA. 右心房；LV. 左心室（引自 Sidebotham et al: Practical Perio perative Transesophageal Echocardiography，2003，Butterworth-Heinemann.）

➢CFD 确定分流方向。

➢可通过静脉注射 10ml 手振生理盐水并配合 Valsalva 动作（可增加右心房压力）来判断通过卵圆孔的右向左分流（分流明确时不应进行气泡试验）。

➢与二尖瓣脱垂和二尖瓣反流相关。

• 原发孔型 ASD（成年人罕见）（图 17-2）

➢原发隔未能与中心体融合。

➢多种类型的心内膜垫缺损。

➢二尖瓣与三尖瓣瓣环上方的房间隔基底部缺损。

➢与二尖瓣病变相关（伴或不伴有二尖瓣反流的二尖瓣瓣叶裂）及流入道室间隔缺损

➢探头向右旋转，ME 改良四腔心切面。

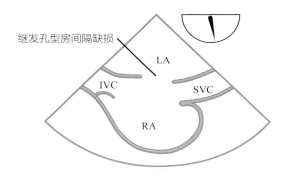

继发孔型房间隔缺损

LA

IVC

SVC

RA

▲图 17-2　**ME 双腔静脉切面继发孔型房间隔缺损示意图**

LA. 左心房；RA. 右心房；IVC. 下腔静脉；SVC. 上腔静脉（引自 Sidebotham et al：Practical Perioperative Transesophageal Echocardiography、2003、Butterworth–Heinemann.）

- 静脉窦型 ASD（图 17-3）

  ➢位于上腔静脉（或下腔静脉，更罕见）与右心房交界处。

  ➢改良 ME 双腔静脉切面（探头向右旋转）。

  ➢伴部分肺静脉异位引流（上腔静脉型，右上、下肺静脉）。

- 冠状静脉窦型 ASD（罕见）

  ➢冠状静脉窦无顶，允许血液通过冠状静脉窦口在右心房与左心房之间流动。

  ➢常合并永存左上腔静脉。

    - 左上腔静脉引流入冠状窦。

    - 通过向左上臂注射手振生理盐水，可在冠状静脉窦观察到发泡现象。

147

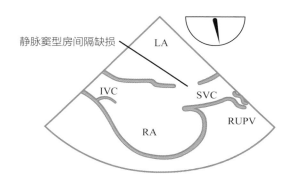

静脉窦型房间隔缺损

LA

IVC

SVC

RA

RUPV

▲图 17-3　**ME 双腔静脉切面静脉窦型房间隔缺损示意图**

LA. 左心房；RA. 右心房；IVC. 下腔静脉；SVC. 上腔静脉；RUPV. 右上肺静脉（引自 Sidebotham et al：Practical Perioperative Transesophageal Echocardiography，2003，Butterworth–Heinemann.）

（二）室间隔缺损（ventricular septal defect，VSD）

分型

- 膜周部 VSD（又称嵴下型或圆锥隔心室型，最常见）（图 17-4）
  ➢ 位于主动脉瓣右冠瓣的下内侧。
  ➢ 流入道缺损靠近三尖瓣；流出道缺损靠近主动脉瓣。
  ➢ ME 右心室流入 – 流出道切面或 ME 主动脉瓣短轴切面（图 17-4）。
- 肌部 VSD（又称小梁部 VSD）（图 17-5）
  ➢ 室间隔的任何位置（流入道、中部、心尖部及前部区域）。
  ➢ 通常会出现多个缺损。

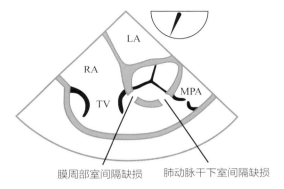

膜周部室间隔缺损　　肺动脉干下室间隔缺损

▲图 17-4　ME 主动脉瓣短轴切面膜周部室间隔缺损及肺动脉干下室间隔缺损示意图

LA. 左心房；RA. 右心房；TV. 三尖瓣；MPA. 主肺动脉（引自 Sidebotham et al：Practical Perioperative Transesophageal Echocardiography，2003，Butterworth-Heinemann.）

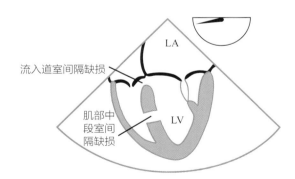

流入道室间隔缺损

肌部中段室间隔缺损

▲图 17-5　ME 四腔心切面流入道室间隔缺损及肌部中份室间隔缺损示意图

LA. 左心房；LV. 左心室（引自 Sidebotham et al：Practical Perioperative Transesophageal Echocardiography、2003、Butterworth-Heinemann.）

> 可见 ME 四腔心切面、TG 短轴切面、ME 左心室长轴切面中观察到流入道与肌部中段室间隔缺损。

> 心尖部缺损很难在 TEE 中观察到。

• 肺动脉干下 VSD（又称圆锥隔、漏斗部、动脉干下或嵴上 VSD，很罕见）（图 17-4）

> 位于肺动脉瓣环下方。

> 主动脉瓣的右冠瓣可脱垂入缺损内。

> 如伴随主动脉瓣关闭不全，病情可迅速恶化。

> ME 右心室流入 – 流出道切面。

• 流入道 VSD（又称后部、心内膜垫型、管型、房室间隔型）

> 位于三尖瓣隔瓣的后方。

• 由于 VSD 的分流发生在肺动脉瓣开放时，VSD 时的右心室并不会像 ASD 时那样扩大。

• 通过计算 Qp/Qs 比率来量化左向右分流。Qp/Qs < 1.5：1 的 VSD 若无其他相关病变，一般不考虑进行修补。

• 非限制性 VSD 通常在幼儿期进行修补。

• 在成人患者中，大的非限制性 VSD 常伴随有重度肺动脉高压及同时出现的右向左分流（Eisenmenger 综合征）。

• 限制性 VSD 指的是心室之间存在压差并限制血流通过缺损部位。

• 限制性 VSD 在成年人中更为常见，可能由以下原因引起。

> 持续存在的小缺损。

> 较大缺损局部自然闭合。

➢手术修补后的残余漏。

- 对于 Qp/Qs ＞ 1.5∶1，肺血管阻力（PVR）＜ 6Woods 单位（译者注：原书表述有误，已修改），感染性心内膜炎患者或病情进展或双腔右心室合并流出道梗阻的成年患者，建议手术治疗。

- 成人 VSD 合并 Eisenmenger 综合征可考虑进行心肺联合移植或 VSD 修补术同期行肺移植。

通过测量两个不同位置的 SV 进而计算 Qp/Qs 比率：

$$SV = 横截面面积 \times 速度 - 时间积分（VTI）$$

$$Qp/Qs =（CSA_{PA} \cdot VTI_{PA}）/（CSA_{AV} \cdot VTI_{AV}）$$

（三）动脉导管未闭

- 只有单一动脉导管未闭（patent ductus arteriosus，PDA）病变的患者可在 30—40 岁时出现充血性心力衰竭。

- PDA 偶尔可呈动脉瘤样。

- 成人动脉导管的主动脉末端通常钙化，不宜行胸腔镜手术（结扎钙化的动脉导管时发生动脉导管破裂的风险更大）。

- 长期的左向右分流将导致肺动脉高压。

- 无论 PDA 大小，都有发生心内膜炎的风险。

- 存在大 PDA 的成年患者可能会发展为 Eisenmenger 综合征。

- 术前测定 PVR 及其反应性［如果 PVR ＞ 6～8Woods 单位（译

者注：原书表述有误，已修改），患者应考虑肺移植或心肺联合移植，而不是一期闭合 PDA］。

- 二维图像难以显示 PDA，但可通过 ME 升主动脉短轴切面观察到动脉导管的连续高速异常血流。

- 降主动脉内可见全舒张期逆向血流（主动脉瓣关闭不全也是如此）。

（四）主动脉缩窄

- 上肢高血压出现于 20—30 岁，可导致慢性心力衰竭。

- 缩窄处通常位于左锁骨下动脉远端靠近动脉韧带的位置，但也可能位于降主动脉的任意位置。

- 如果不治疗，90% 的患者在 50 岁之前死于继发的心脑疾病。

- 病变若未行手术治疗，其并发症包括主动脉和肋间动脉的动脉瘤形成、左心室肥厚、充血性心力衰竭、主动脉夹层 / 破裂、细菌性主动脉炎和颅内出血。

- 上肢常有广泛的侧支循环形成，包括锁骨下动脉、内乳动脉和肋间动脉的分支，侧支血流通过扩大的肋间血管流入降主动脉（胸部 X 线片上可见肋骨切迹）。

- 如果最初使用补片修补，狭窄部位远端的主动脉可能会扩张并形成动脉瘤。此外，以往采用的主动脉球囊扩张术术后也可能复发。

- 同样重要的是需排除二叶式主动脉瓣、主动脉瓣狭窄、主动脉瓣关闭不全和主动脉瓣下狭窄。

（五）先天性主动脉瓣狭窄

- 二叶式主动脉瓣

  ➤ 人群总体发病率为 1%～3%，占主动脉瓣手术病例的 36%，通常可在婴儿期或 50—60 岁发现病变。

  ➤ 合并主动脉缩窄、Turner 综合征、Williams 综合征、动脉导管未闭、主动脉夹层、主动脉瘤。

  ➤ 2D ME 主动脉瓣短轴切面：两个瓣叶打开时有（或没有）狭缝（raphe）。

  ➤ M 型超声：增厚的瓣叶偏心性闭合。

- 单叶主动脉瓣（占主动脉瓣手术病例≤ 5%）

  ➤ 两种类型

    - 无交界型：与主动脉没有侧向连接，瓣膜中心有一窄孔；常发现于婴儿期或儿童期。

    - 单交界型：有一侧附着于主动脉，在本该形成瓣叶处有两道狭缝；常发现于成年时期。

  ➤ 2D ME 主动脉瓣长轴切面：收缩期瓣叶呈拱形。

  ➤ 2D ME 主动脉瓣短轴切面：呈"马桶圈"样外观。

  ➤ M 型超声：偏心开放。

- 主动脉瓣下狭窄

  ➤ 与主动脉瓣狭窄不同，CFD 显示的血流加速见于左心室流出道的梗阻位置（隔膜、肥厚的间隔）上。

  ➤ 通过 Deep TG 五腔心切面使用 CWD 测定左心室流出道

及主动脉瓣的血流速度峰值来评估严重程度。正常主动脉瓣瓣窦外移，压差增加时提示左心室流出道梗阻。

➢ 非连续性主动脉瓣下狭窄可能由主动脉瓣下 1.5cm 的薄层纤维膜或左心室流出道较厚的纤维肌环构成。同样，附二尖瓣组织（accessory MV tissue）也可能阻碍流出道。

➢ 由于梗阻是固定的（非动态的），当主动脉瓣狭窄时 CWD 也会有同样的表现。

➢ 主动脉瓣下梗阻的另一个原因是不对称的室间隔肥厚（ASH）或肥厚性梗阻性心肌病（hypertrophic obstructive cardiomyopathy，HOCM）：舒张末期室间隔厚度 ≥ 15mm，室间隔与左心室后壁的厚度比 ≥ 1.5 : 1。

➢ CFD 也可以显示二尖瓣前叶收缩期前向运动所伴随的二尖瓣反流。

➢ 跨主动脉瓣的 M 型超声表现为正常的瓣叶外移，随后瓣叶早期闭合和颤动。

➢ 在 HOCM/ASH 中，左心室流出道梗阻是动态的（如左心室空虚时更严重）;CWD 频谱晚期切迹（达峰延迟）（也称为"匕首样"频谱）（图 17-6）。

➢ 可以通过室间隔部分切除术来治疗。室间隔部分切除术后 TEE：观察室间隔变薄，左心室流出道增宽，SAM 征及 CFD 湍流消失，二尖瓣反流减少，并排除室间隔缺损。可看到室间隔穿支动脉的血流在舒张期流入心室。

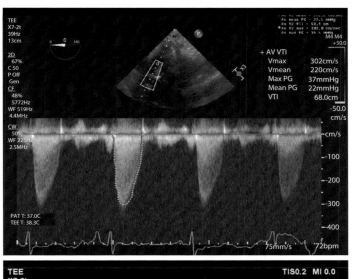

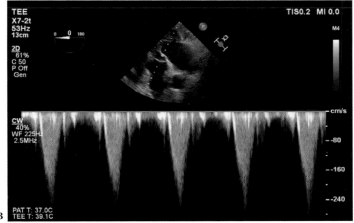

▲图 17-6　**A.** 左心室流出道 CWD 包络线；**B.** 左心室流出道梗阻时 CWD 轮廓的晚期切迹示例

（六）肺动脉瓣狭窄（pulmonic stenosis，PS）

- 狭窄可位于瓣膜下、瓣膜处或瓣膜上（主肺动脉或肺动脉分支）。

- 与法洛四联症（TOF）；先天性风疹；房间隔缺损；Noonan综合征；Williams综合征；13三体、14三体、15三体和18三体综合征；心室转位；或之前涉及肺动脉瓣的手术有关。

- 可导致右心室肥厚或增大，患者可较好耐受中度肺动脉瓣狭窄。

- 右心室流入流出道切面和 Deep TG 长轴切面可用于评估流出道和估算压差。

二、复杂先天性心脏病

（一）Ebstein 畸形（图 17-7）

- 临床表现多样：三尖瓣反流、室上性心律失常（25%～40%）、预激综合征（10%～18%）、由室性心律失常引起的猝死（5%～7%）、心悸、运动耐量减低。

- 三尖瓣隔瓣和后瓣的瓣环附着点下移至右心室；前瓣增大；房化右心室的大小和厚度不一；残余右心室收缩功能减弱。

- 瓣环扩张和瓣叶畸形导致三尖瓣反流。

- > 50% 的患者合并房间隔缺损或卵圆孔未闭。

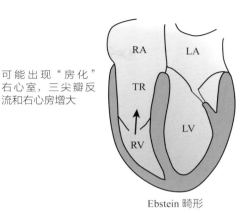

可能出现"房化"右心室,三尖瓣反流和右心房增大

RA   LA

TR

LV

RV

Ebstein 畸形

▲图 17-7   **ME 四腔心切面显示 Ebstein 畸形示意图**

RA. 右心房;TR. 三尖瓣反流;RV. 右心室;LA. 左心房;LV. 左心室(引自 Otto: Textbook of Clinical Echocardiography, ed 3, Philadelphia, 2004, Saunders.)

- 可见三尖瓣瓣叶增厚,三尖瓣反流,心尖至二尖瓣与至三尖瓣瓣环的距离之差(apex–annulus distance difference)> 10mm(正常应< 10mm)。

(二)法洛四联症(Tetralogy of Fallot)

- 儿童最常见的紫绀型先天性心脏病(占所有先天性心脏病的10%),也是成人常见的紫绀型先天性心脏病。
- 成人可能在儿童期手术成功后再次接受手术,或在儿童期行姑息性手术后进行二期手术完全修复,或既往稳定的法洛四联症进行一期手术。

- 经典法洛四联症的解剖
  - ➢ 室间隔膜部缺损。
  - ➢ 主动脉骑跨。
  - ➢ 右心室流出道梗阻（肺动脉狭窄）。
  - ➢ 右心室肥厚。
- 既往手术的患者再次手术的指征包括残余室间隔缺损、复发性肺血流梗阻、进行性右心室扩张和功能不全，并伴有肺动脉瓣反流。右心室 – 肺动脉管道连接术后，部分患者可能出现导管钙化和狭窄。此外，大的分流造成的长期容量过负荷可导致主动脉扩张，继而引起左心室功能不全和（或）主动脉瓣关闭不全。
- ME 主动脉瓣长轴切面和 TG 左心室长轴切面用于判定主动脉骑跨和右心室流出道梗阻；可以估算压差；ME 右心室流入流出道切面用于评估右心室流出道情况；ME 四腔心切面可用于评估 VSD 的位置及程度，也可以发现其余的 VSD。
- 法洛四联症修复术后
  - ➢ 评估室间隔补片是否存在裂隙。
  - ➢ 扫查室间隔缺损对二尖瓣 / 三尖瓣功能的影响。
  - ➢ 用多普勒评价右心室流出道的压差（正常应＜ 20mmHg ）。
  - ➢ 室间隔缺损及右心室流出道补片附近瘢痕可能导致主动脉瓣关闭不全。
  - ➢ 寻找肺动脉瓣反流，评估双心室功能。

（三）大动脉转位晚期再次手术

- 大动脉转位（transposition of the great arteries，TGA）的发病率占所有先天性心脏病的5%。在出生后前几周即可发现该疾病。

- 主动脉起源于右心室，肺动脉起源于左心室；这两套循环是并行的（而不是串联的）；全身氧合依赖于两套循环的血流通过某些解剖分流处的混合。

- 早期诊断和治疗方法取决于有无房间隔缺损、室间隔缺损、动脉导管未闭和（或）肺血流受限。

  ➤ 如果室间隔完好，在动脉导管闭合时会出现发绀（需要PGE₁治疗以保持其开放，或行球囊房间隔开口术）。

  ➤ 如果存在较大的房间隔缺损或室间隔缺损，则仅出现轻度发绀，但在数周内发展为慢性心力衰竭。

- 目前在出生后2周内的手术方法是动脉调转术。大动脉被分开并重新连接在解剖正确的心室上，冠状动脉则重新植入"新的"主动脉上。

- 在实施动脉调转术之前，可先实施Mustard手术和Senning手术，使未氧合血液进入肺循环，氧合血液进入体循环。

  ➤ Mustard手术：用心包补片作为隔板建立心内通道用于重新引导体循环静脉血和肺静脉血回流。

  ➤ Senning手术：用房间隔和心房壁作为隔板建立心内通道。

➢ 成年后由于右心室功能衰竭和三尖瓣反流，需要再次手术进行大动脉调转，这些患者亦容易发生体循环静脉或肺静脉梗阻。

- ME 四腔心切面用于评估 Senning/Mustard 术后心内通道功能。

- ME 双腔静脉切面用于观察腔静脉连接和肺静脉。

- TG 左心室中段短轴切面用于评价心室功能和室壁运动。

- Deep TG 五腔心切面和 TG 左心室长轴切面用于观察调转术后心室与动脉的连接和吻合情况。

（四）单心室

- 以许多解剖变异为特征，包括三尖瓣闭锁、二尖瓣闭锁、左心室双入口及房室管不均衡。

- 心房心室形成一个心腔。氧合血与未氧合血在一个单心室内混合。

- ME 四腔心切面、ME 两腔心切面、Deep TG 五腔心切面和 TG 左心室长轴切面用于观察房室形态和心室动脉连接。

- 如不进行手术治疗，患者几乎不能活到成年。

- 如果存在肺动脉压升高、肺血管阻力增高和心室功能差的情况下，双向 Glenn 术是 Fontan 手术的前期手术。

    ➢ 上腔静脉末端与右肺动脉上份相连。

    ➢ ME 双腔静脉切面观察双向 Glenn 术的吻合口。

- 改良 Fontan 术适用于心功能良好、肺血管阻力接近正常、肺动脉压 < 20mmHg、无主动脉缩窄或主动脉瓣病变的患者。

➢将下腔静脉和上腔静脉与右肺动脉连接。

➢心房侧方隧道 Fontan 术扩大右心房，引导下腔静脉流入右肺动脉（可伴随心律失常和病态窦房结综合征）。

➢心外 Fontan 术使用可调节的导管连接心房。

➢有栓塞和赘生物形成的风险。

第 18 章　心内肿物与异物
Intracardiac Masses and Objects

陈晓翔　译

肿物和异物

（一）总体识别要点

- 大小。
- 形状。
- 数量。
- 质地（光滑或不规则）。
- 位置。
- 是否与心脏结构相连。

（二）为了更好地明确肿物或异物

- 相关的病变（如二尖瓣反流伴瓣膜上感染性赘生物）。
- 区分真实异物还是伪像（使用多个切面和 M 型超声）。真实的异物应该在多个切面和 M 型超声下可见。

（三）常见的伪肿物和正常变异

- 乳头肌（附着的腱索）。
- 假腱索。

- 心室内的调节束。
- 二尖瓣瓣环钙化。
- 房间隔膨出瘤（房间隔活动过度）。
- 房间隔脂肪瘤样肥厚。
- Chiari 网（右心房内）。
- Eustachian 瓣。
- 主动脉瓣 Lambl 赘生物。

（四）房间隔膨出瘤

- 卵圆孔处冗余的、活动过度的组织。
- 定义为在无慢性心房压力升高的情况下，房间隔向左心房或右心房内突出 1.5cm。
- 大多数患者合并继发孔型房间隔缺损或者卵圆孔未闭。
- 单独存在或合并卵圆孔未闭时，房间隔膨出瘤与卒中发生率增加有关。

（五）房间隔脂肪瘤样肥厚

- 房间隔呈哑铃状或沙漏状。
- 厚度 > 1.5cm。
- 脂肪沉积于房间隔内，但不累及卵圆窝。

（六）卵圆孔未闭

- 尸检发现人群发病率为 20%～35%。

- 通过以下方式识别
  - ➤ 2D：直接可见（罕见）或使用手振生理盐水进行造影（气泡试验）。在进行 Valsalva 动作时，生理盐水或造影剂从右心房通过卵圆孔进入左心房即可诊断（如果用 CFD 观察到房内分流，则不要进行气泡试验）。
  - ➤ CFD：右向左分流，左向右分流或双向分流。
  - ➤ 阴性造影：通过卵圆孔的左向右分流，当血液经过卵圆孔时因不含造影剂，而在"白色"的造影剂充填的右心房内显现出"黑色"。

（七）血栓

- 右心房血栓：通常来源于下肢静脉或髂静脉（表现为可移动的"管型"），或在右心房中与右心房壁相连；与深静脉血栓（DVT）、高凝状态、三尖瓣狭窄、胸部创伤、留置静脉或中心静脉导管、心肌病、肾细胞癌有关。

- 右心室血栓：与胸部创伤、右心室梗死或心肌病有关；可能被误认为是调节束或肌小梁。

- 左心房血栓：一般位于左心耳；与房颤或房扑、二尖瓣狭窄、人工二尖瓣和左室功能不全有关。沿左心房侧壁走行的肿块可能是血凝块，而沿着房间隔走行的肿块通常是肿瘤。超声自显影现象或缓慢血流所引起的"烟雾"与左心房血栓发生率增加有关（图 18-1）。

- 左心室血栓：位于运动减弱或不运动的区域和左心室心尖部。

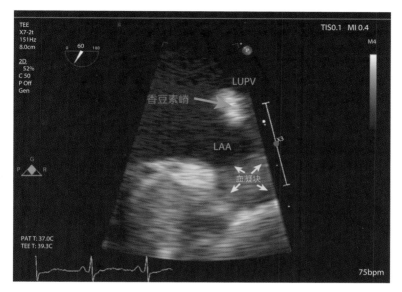

▲图 18-1　左心耳可见血栓

LUPV. 左上肺静脉；LAA. 左心耳

危险因素包括近期心肌梗死、低射血分数或者左心室室壁瘤。透视缩短的左室可能被误认为有心尖部血栓。

（八）肿瘤

- 大多数原发性心内肿瘤是良性的，包括黏液瘤、横纹肌瘤、纤维瘤和弹性纤维瘤。
- 恶性肿瘤可侵犯周围结构。
- 黏液瘤（图 18-2）

18

肿物与异物

165

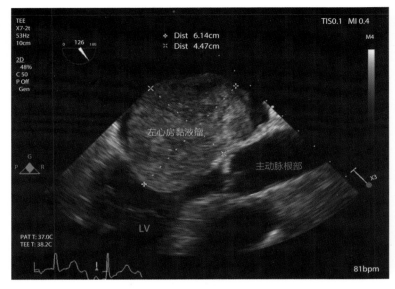

▲图 18-2　左心房内可见巨大黏液瘤

LV. 左心室

> ➤最常见。

> ➤90% 的病例来源于左心房。

> ➤常带蒂附着于卵圆孔附近的心房。

> ➤有时无蒂或可自由活动。

> ➤通常单发。

> ➤通常边界规则但大小多变。

> ➤可能会阻塞二尖瓣、形成栓子或引起晕厥。

• 弹性纤维瘤

➤ 附着于心脏瓣膜上的小的圆形结构。

➤ 位于三尖瓣、二尖瓣的心房侧以及主动脉瓣的心室侧。

• 肿瘤通过下腔静脉侵入右心房

➤ 肾细胞腺癌最常见。

（九）人造设备

• 导管：中心静脉导管、漂浮导管、起搏导线、透析管。在上腔静脉、下腔静脉、右心房、右心室和右心室流出道中呈现为细长的低回声密度。表现为双轨征。可能会产生混响伪像。重要的是要注意这些导管的位置是否满意。比如，应注意漂浮导管已经穿过肺动脉瓣，而中心静脉导管的尖端没有穿过三尖瓣（图 18-3）。

• 体外循环期间的插管和引流管：在冠状静脉窦可见逆行灌注插管，左心引流管穿过二尖瓣进入左心室（呈现出双轨征）（图18-4）。

• 主动脉内球囊反搏（intraaortic balloon pump，IABP）：首先，扫查降主动脉是否有粥样硬化斑块。在存在重度动脉粥样硬化的情况下，不应使用 IABP 以避免出现栓塞的并发症。若置入导管，应在左锁骨下动脉开口远端附近观察到导管尖端（导管呈现双轨征）。如果太近，可能阻塞主动脉弓血管，如果太远，就不能达到最佳治疗效果。

• 左心室辅助装置（LVAD）：其一，评价局部或整体收缩功能障碍的程度。其二，检查是否有主动脉瓣关闭不全（需要额

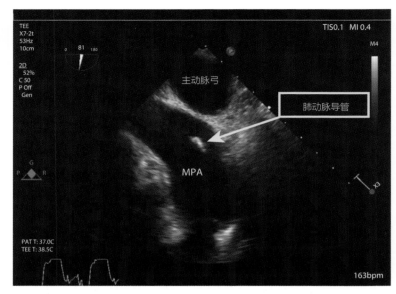

主动脉弓

肺动脉导管

MPA

▲图 18-3　在主肺动脉可见肺动脉导管尖端

MPA. 主肺动脉

外的主动脉瓣手术来保证升主动脉有足够的血流）。其三，排除卵圆孔未闭或房间隔缺损，因为放置心室辅助装置后左心室压力随之下降，血流可能通过卵圆孔或房间隔缺损引起明显的右向左分流。其四，检查是否有二尖瓣狭窄，这会减少流入LVAD 的血流。LVAD 流入端（流向泵）从位于心尖部的导管中接收血液，并将血液泵入升主动脉。主动脉瓣应在整个心动周期内均处于关闭状态。同时，确认心室已有效排空，套管位于左心室心尖部。最后，检查心腔内是否有空气（图 18-5）。

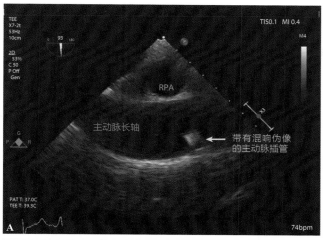

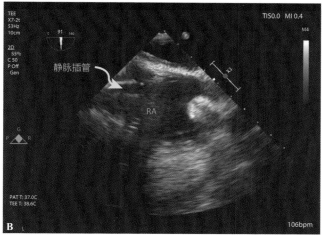

▲图 18-4　升主动脉可见带混响伪像的主动脉插管（**A**），右心房可见振铃伪影的静脉套管（**B**）

RPA. 右肺动脉；RA. 右心房

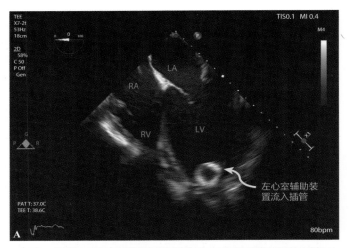

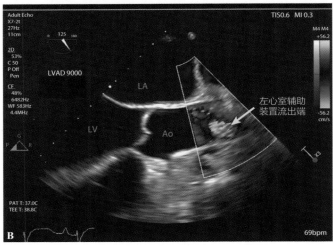

▲图 18-5　左心室辅助装置流入插管（A）；左心室辅助装置流出插管（B）

LA. 左心房；RA. 右心房；RV. 右心室；LV. 左心室；Ao. 主动脉

- 心腔内空气：心腔内手术后，雪花状的气泡在心脏内旋转，通常看起来很糟糕，但实际上给患者带来的风险并没有那么大。寻找能够沿着乳头肌、室间隔和心尖聚集的气泡。这些气泡看起来像一串透亮的葡萄。这些气泡可由外科医生抽出，从而降低冠状动脉或重要器官气体栓塞的风险（图 18-6）。

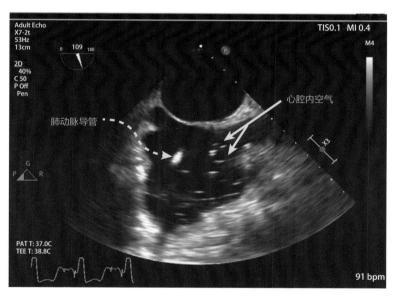

▲图 18-6　右心房内可见心腔内空气

第 19 章　伪像与误区
Artifacts and Pitfalls
熊　玮　译

一、伪像和解剖误区

伪像（artifacts）：超声图像中不符合解剖组织结构的其他结构。

（一）2D 成像伪像

- 结构缺失
  - 图像质量欠佳：如果胃内减压不充分，探头和胃之间的空气可能会导致超声穿透力不良。
  - 声影：机械人工瓣膜、组织瓣膜的缝合环和钙沉积物是反射强、衰减高的反射体。可阻止超声波传播到比这些反射体更深层的结构，成像时会在这些反射体的深方产生声影。
- 图像劣化
  - 图像正下方的伪像
    - 混响（reverberations）：源自两个反射性强的平行反射体。在显示屏上随深度不断增加出现的多个等距分布图像（如看起来像百叶窗），混响可能来自心脏或胸腔内产生回声的结构对超声束的反射。混响伪像也常见于降主动脉的图像中。

- "彗星尾"征或振铃伪像：指将混响合并或压缩为与超声束平行的长实线（图 19-1）。

➢ 并行出现的伪像

- 折射：超声束从初始路径发生"弯曲"，并行出现双重图像（如主动脉的双重图像）（图 19-2）。

- 声束宽度（旁瓣伪像）：超声束旁瓣中的强反射体显示在与主声束相对应的断层切面中（如钙化的主动脉瓣出现在 ME 四腔心切面的 LA 中心，RA 和 RV 中的 PA 导管可能可以在 ME 五腔心切面中观察到）。

➢ 比实际位置更深的伪像

- 距离模糊：第二个脉冲信号在第一个信号返回探头之前发出，导致深层结构看起来比实际位置更靠近探头。为避免这种情况，应调整深度设置（或脉冲重复频率）。

- 垂直轴上的镜像图像：这是距离模糊的另一种类型（如在实际血管下方该血管的镜像图像）。

- 解剖反射体的亮度异常

➢ 回声增强：超声束遇见弱反射体，导致超声衰减比正常情况低，则图像显得比平时更亮（如因为心包的衰减比软组织要低，超声下正常的心包看起来比心肌要亮一些）。

- 解剖反射体看起来比实际更宽

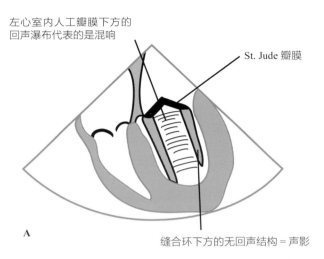

左心室内人工瓣膜下方的
回声瀑布代表的是混响

St. Jude 瓣膜

A

缝合环下方的无回声结构 = 声影

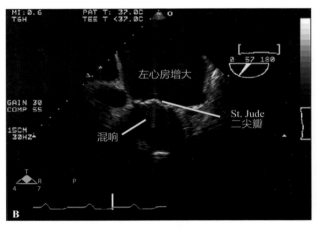

B

▲图 19-1　源自人工二尖瓣的混响伪像的示意图和二维超声示例

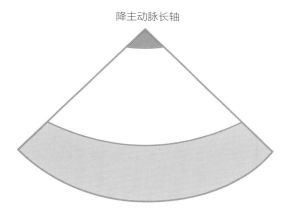

降主动脉长轴

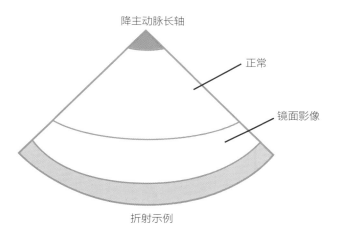

降主动脉长轴

正常

镜面影像

折射示例

▲图 19-2　主动脉的双重图像的示意图：折射示例

引自 Gallagher：Bored Stiff TEE Manual，2004，Butterworth-Heinemann.

19 伪像与误区

175

> 侧向分辨率伪像：点状目标的显示宽度增大（如人工瓣膜支撑架可能会变宽）。减小增益可以解决此问题。

（二）多普勒图像伪像

- 混叠（使用 PWD 时出现）:PWD 模式下限制了最大可测量速度。当血流速度超过 PWD 的测量极限，多普勒信号"环绕"基线时（译者注："环绕"指多普勒信号在基线上下方同时出现），就会发生信号混叠（可能是由非层流干扰血流或高速层流血流引起的）（图 19-3）。

- 血流方向与超声束不平行：如果入射声束与血流方向的夹角大于 20°，可能会低估血流速度（参阅第 1 章）。

- 波束宽度伪像：使用 PWD 时，需注意，取样容积尺寸是有限的，并且可以随声场深度的增加而增大。因此，在远场中

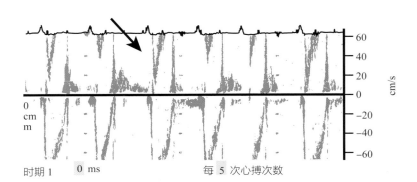

▲图 19-3　混叠示例

的取样容积可以足够大，可以跨越一个以上的血流束。当确定主动脉流出和二尖瓣口流入血流速度曲线之间的等容舒张时间时，这种方法特别有用（参阅第 3 章）。

- 镜像伪像：位于实际的多普勒曲线基线对侧另一个密度较低的多普勒描记曲线（图 19-4）。可通过降低增益来解决此问题。
- 电干扰（最常见于手术中使用电外科设备）：在显示切面上产生雪花样干扰。

（三）彩色图像伪像

- 声影：由于强反射体的对超声束的反射，使得其深方无法产生彩色血流信号（图 19-1A）。
- 重影：不符合任何血流模式短暂的颜色闪烁，通常在每个心跳之间是不一致的。这是由于强运动性反射体（如人工瓣膜）

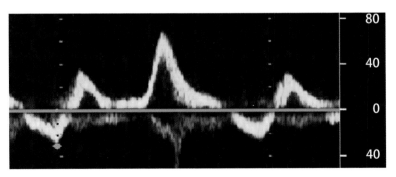

▲ 图 19-4　肺静脉血流速度频谱的镜面伪像

引起的。

- 电干扰：图像上叠加了彩色带（如 Bovie 噪声，译者注：Bovie 是一种电外科设备）。

- 背景噪声：增益设置过高导致整个图像出现彩色斑点。

- 增益相关的血流区域低估：如果增益设置太低，反流的血流区域可能看起来比实际小。为避免这种情况，应调节增益到恰好低于背景噪声（或恰好不产生彩色斑点）的水平。

（四）可观察到的结构是"真实的存在"还是伪像？

典型的伪像通常有如下表现。

- 在一个成像平面中发现，调整探头的角度改变探头的放置或位置时消失。

- 不遵循解剖边界或位置。

- 异常的明亮或"阴影化"。

应避免仅基于一个成像平面的图像下进行诊断。

二、解剖学误区（如把正常解剖结构当成病理结构）

（一）右心房（图 19-5 和图 19-6）

- 心房小梁（atrial trabeculae）：在双腔静脉切面中，沿右心房心内膜表面分布的梳状肌可能会被误当作血栓。

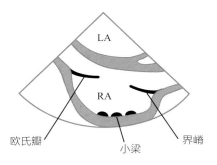

▲图 19-5　双腔静脉切面中观察到的正常解剖结构示意图

包括欧氏瓣、右心房小梁和界嵴。LA. 左心房；RA. 右心房（引自 Gallagher：Bored Stiff TEE Manual，2004，Butterworth-Heinemann.）

- 下腔静脉瓣或称欧氏瓣（Eustachian valve）：下腔静脉的瓣膜（其作用是在胎儿时期将血流通过卵圆孔导向 LA），在双腔静脉切面中可见。

- 界嵴（crista terminalis）：在双腔静脉切面的右侧可以观察到上腔静脉前方的瓣状结构，看起来像是血栓（图 19-5）。

- Chiari 网（Chiari network）：右心房中起源自静脉窦的弦状结构。其可能与卵圆孔未闭，房间隔膨胀瘤和反常栓塞有关。置入导管时可能与 Chiari 网发生缠绕，也可能被误当成是血栓。

- 冠状静脉窦瓣（Thebestian valve）：位于冠状窦入口的瓣膜，可能会造成逆行灌注插管困难。最佳的观察切面是 ME 四腔心切面（图 19-6）。

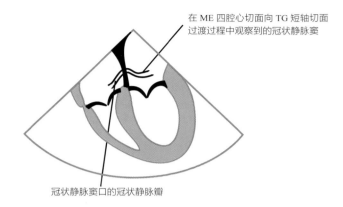

在 ME 四腔心切面向 TG 短轴切面
过渡过程中观察到的冠状静脉窦

冠状静脉窦口的冠状静脉瓣

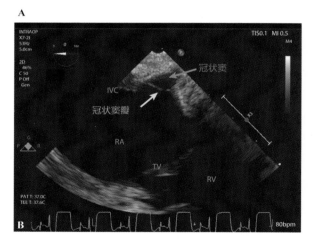

▲图 19-6　在 ME 四腔心切面向 TG 短轴切面过渡过程中，在冠状静脉窦口观察到的冠状静脉窦瓣的示意图和二维超声示例

IVC. 上腔静脉；RA. 右心房；TV. 三尖瓣；RV. 右心室（图 B 引自 Gallagher：Bored Stiff TEE Manual，2004，Butterworth-Heinemann.）

（二）左心房（图 19-7 和图 19-8）

- 房间隔脂肪瘤性肥厚（lipomatous hypertrophy of interatrial septum）：卵圆窝处不发生脂肪浸润，从而呈现出哑铃状的外观。

- 房间隔膨胀瘤（atrial septal aneurysm，ASA）：ASA 的弯曲运动 > 1.5cm；与 Chiari 网和卵圆孔未闭的存在及反常栓塞的发生率增加相关。

- "香豆素嵴"（coumadin ridge）：左上肺静脉和左心耳（LAA）之间的组织内褶。这种正常结构看起来可能有肥厚的"棉签头样"（Q-tip）外观，并且可能会被误认为血栓（图 19-8 和图 18-1）。

- 永存左上腔静脉（persistent left SVC）：左上肺静脉和左心耳之间看到无回声的空间。可通过彩色多普勒以及冠状窦扩张（> 1cm）识别。从左上肢静脉注射手振盐水（agitated saline），如使冠状静脉窦中产生微泡回声，即可确诊。

- 心包横窦（transverse sinus）：在 ME 主动脉瓣长轴切面可观察到在主动脉和左心房之间的三角形空间。不应观察到彩色血流。如其被脂肪填充，可能会被误认为血栓。

（三）右心室

- 调节束（moderator band）：右心室近心尖 1/3 处明显的肌肉嵴。是心脏传导系统的一部分（图 19-9）。

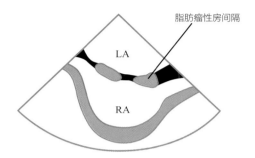

脂肪瘤性房间隔

LA

RA

▲图 19-7 脂肪瘤性房间隔的示意图

LA. 左心房；RA. 右心房（引自 Gallagher：Bored Stiff TEE Manual, 2004, Butterworth–Heinemann.）

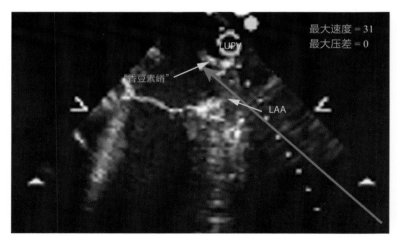

▲图 19-8 左上肺静脉和左心耳之间的组织内褶，即"香豆素嵴"

LUPV. 左上肺静脉；LAA. 左心耳

182

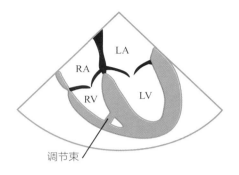

▲图 19-9 食管中段四腔心切面中右心室内所见的调节束的示意图

LA. 左心房；RA. 右心房；RV. 右心室；LV. 左心室（引自 Gallagher: Bored Stiff TEE Manual, 2004, Butterworth–Heinemann.）

- 肌小梁（trabeculations）：右心室心内膜表面的肌肉束。最佳观察切面是右心室流入 – 流出道切面（图 19-5）。

（四）左心室和主动脉瓣（图 19-10 和图 19-11）

- 假腱索：类似于右心室的调节束，但呈更细的丝状。这些不是真正的腱索。

- 节段性室壁运动异常（segmental wall motion abnormality）：当在心外膜起搏时，室壁可能出现运动减弱或运动障碍；由于间壁先于其他壁发生去极化，可能出现间壁运动减弱或无运动而出现不同步性。

- Arantii 小结（nodulus arantii）：位于主动脉瓣每个瓣窦游离缘中心的结状结构。最佳的观察切面是 ME 主动脉瓣短轴切

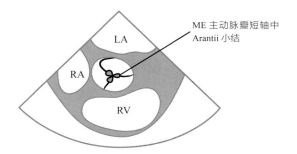

▲图 19-10　**ME 主动脉瓣短轴切面中 Arantii 小结的示意图**
LA. 左心房；RA. 右心房；RV. 右心室（引自 Gallagher：Bored Stiff TEE Manual，2004，Butterworth–Heinemann.）

食管中段主动脉瓣长轴切面 *

横窦

Lambl 赘生物

LA

LVOT

Ao

RVOT

*. 注意在 LA 和 AV 之间的横窦

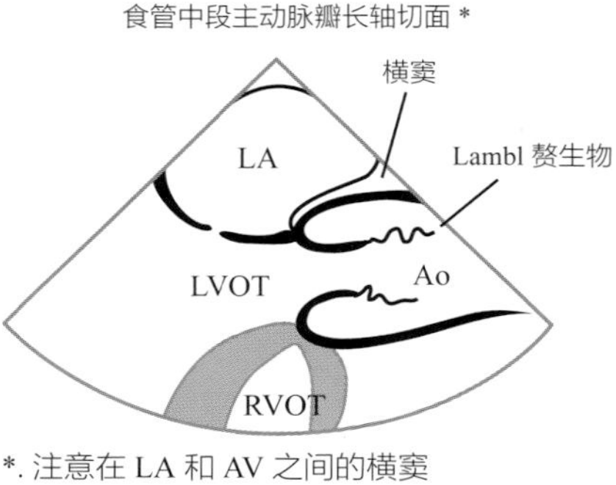

▲图 19-11　**ME 主动脉瓣长轴切面中主动脉瓣主动脉侧的 Lambl 赘生物的示意图**
LA. 左心房；LVOT. 左心室流出道；Ao. 主动脉；RVOT. 右心室流出道（引自 Gallagher：Bored Stiff TEE Manual，2004，Butterworth–Heinemann.）

面（图 19-10）。

- Lambl 赘生物（Lambl excrescences）：在主动脉瓣的主动脉侧的纤维条索状结构，与高龄有关，尚不清楚栓塞的风险(图 19-11)（译者注：也有文献报道该结构位于主动脉瓣的心室侧）。

- 无名静脉（innominate vein）：通常很少见，但随着静脉压力的增加，它变得容易观察到，并可能误认为是主动脉夹层。

（五）心脏中的人造物体

- 起搏导线，Swan–Ganz 导管：长而细的高回声物体，可能会产生多重线性混响伪像。通常情况下（通过对患者的体格检查）可预见它们的存在（见第 18 章）。

第 20 章 方程和计算
Equations and Calculations

熊 玮 译

一、多普勒血流计算

- 每搏量（stroke volume，SV）：将血管或瓣膜的横截面积（cross-sectional area，CSA）（π r²）乘以每次搏动时（对于主动脉、LVOT、PA、AV 或 PV 为收缩期，对于 MV 或 TV 为舒张期）血液行进的距离［每搏距离或速度时间积分（velocity time integral，VTI）］（图 20-1）。

    ➤ 按圆形计算面积 $CSA = \pi r^2$

    （$\pi = 3.14$；$r = d/2$，r 为半径，d 为直径）

    $\pi r^2 = 3.14 \times d^2 / 4 = 0.785 \times d^2$

LVOT 的截面积 $= \pi (r_{LVOT})^2$

    ➤ VTI_{LVOT}：将 PWD 的取样容积放置在 LVOT 中，可获得"每搏距离"或 VTI。

    VTI = 速度 - 时间关系图中的曲线下面积（勾勒出多普勒"包络"的轮廓后，超声机将使用标准数值分析技术来计算 VTI）（图 20-2）。

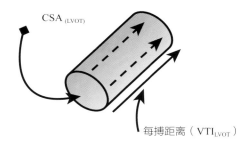

CSA (LVOT)

每搏距离（VTI_LVOT）

▲图 20-1　为了更好地理解多普勒 SV 计算，可想象每次心搏时左心室向圆柱状主动脉中射出一定量的血液。该圆柱体的底是主动脉的收缩期截面积，而其高是心搏射血过程中平均血细胞行进的距离。血管或瓣膜的横截面积乘以每搏距离即为该次心搏的射血量

LVOT. 左心室流出道；CSA. 横截面积；VTI. 速度时间积分

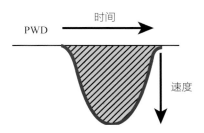

PWD　　时间

速度

▲图 20-2　由于速度是距离的一阶导数，因此在单次心搏中通过该横截面积的血流所形成的圆柱体的高即为该多普勒曲线的速度 – 时间积分（velocity-time integral, VTI），那么可计算 SV 为 CSA×VTI

20
方程和计算

$$SV(ml/min) = LVOT 的横截面积(cm^2) \times VTI_{LVOT}(cm)$$

- 心排血量（Cardiac output，CO）

$$CO(ml/min) = SV(ml) \times HR(次/分)$$

- 分流（Qp/Qs）比率：使用多普勒分别计算得到 PA 和 LVOT 的 SV。

$$Qp/Qs = SV_{右心}/SV_{左心}$$
$$= SV_{PA}/SV_{LVOT}$$
$$= (CSA_{PA} \times VTI_{PA}) / (CSA_{LVOT} \times VTI_{LVOT})$$

- 反流量（regurgitant volume）：每次心搏流经反流病灶反流的血液量。注意，收缩期流经一个反流瓣膜的总 SV 要大于流经"正常"瓣膜的 SV。

$$反流量 = 反流瓣膜 SV - 参考（正常）瓣膜$$

- 二尖瓣反流（MR）：使用多普勒分别测量二尖瓣环处和 LVOT（参考血管）的 SV 差异进行计算。
- 主动脉瓣反流（AR）：使用多普勒分别测量通过 AV 的和

RVOT（参考血管）的 SV 差异进行计算。

- 在所选参考瓣膜或血管无明显疾病的前提下，该方程式可适用于计算任何反流病灶的反流量。

$$二尖瓣反流量（ml）= SV_{MV} - SV_{LVOT}$$
$$主动脉瓣反流量（ml）= SV_{LVOT} - SV_{RVOT}$$

$$反流分数或反流百分比（\%）= 反流量 / 通过反流瓣膜的 SV$$

- 连续方程和主动脉瓣狭窄（参见第 5 章）：

$$SV_{LVOT} = SV_{AV}$$
$$AVA = CSA_{LVOT} \times （VTI_{LVOT}/VTI_{AV}）$$

二、压差和压力估算

- 使用简化的 Bernoulli 方程，将多普勒获得的压差与已知或估计的近端或远端压力相结合。
- 使用简化的 Bernoulli 方程计算峰值压差和平均压差时，需要测量精确的血流速度。
- 平均压差是在整个血流周期内平均瞬时压差，超声心动图机可以计算峰值压差和平均压差。

  ➢ 简化的 Bernoulli 方程：

$$\Delta P = P_1 - P_2 = 4V^2$$

从三尖瓣反流（TR）估测右心压力

RVSP 或 PASP = 4（V_{TR}）^{2} +RAP

PADP = 4（$V_{late PR}$）^{2} +RAP（PR 为肺动脉瓣反流）

从二尖瓣反流（MR）和主动脉瓣反流（AR）估测左心压力

LAP = SBP – 4（V_{MR}）^{2}

LVEDP = DBP – 4（$V_{end AR}$）^{2}

➢如果未使用预先定义的 RAP 估计值（10mmHg）或未直接测量 RAP，那么可使用扫查下腔静脉直径估计 RAP。

- 如果下腔静脉直径 ≤1.5cm，并且随呼吸而变化，则 RAP 较低（5~10mmHg）。

- 如果下腔静脉直径 > 2cm，并且随呼吸无变化，则 RAP > 15mmHg。

第 21 章　术中三维经食管超声心动图（3D TEE）

Intraoperative 3D Tee

熊　玮　译

现在，可以使用具有 3D 功能的探头进行实时 3D 超声心动图检查。这项新技术在瓣膜的术中评估，腔室体积和质量的测量，心室功能、室壁运动和非同步性评价，反流性病变和分流的评估，协助心脏导管介入（如经导管瓣膜置换、间隔缺损和瓣周漏的封堵、左心耳封堵和二尖瓣夹子）中非常有价值。

一、三维超声心动图的模式

（一）实时三维成像（real-time 3D imaging）

- 实时 3D（Live 3D）
  - ➢ 显示 $60° \times 30°$ 的金字塔形数据集。
  - ➢ 可适用于对近场中的心脏中小的结构进行成像（如主动脉瓣）。
  - ➢ 优点：实时成像，良好的时间、空间分辨率。

> ➢缺点
>> – 金字塔形数据集小，无法对较大的结构进行全面成像。
>> – 探头移动将引起图像移动。

- 3D 放大（3D zoom）
  > ➢显示可达 90°×90° 的金字塔形数据集。
  > ➢由于具有放大功能，与实时 3D 相比，扇面更宽。
  > ➢适合成像的结构：二尖瓣、三尖瓣、左心耳和房间隔。
  > ➢优点：实时成像，良好的空间分辨率，更大的金字塔形数据集。
  > ➢缺点：时间分辨率差。

（二）重建的 3D 成像（reconstructed 3D imaging）

重建的图像由 4～14 个心搏采集的 4～14 个较小的金字塔形数据集组成。采集较小的金字塔数据集需要 ECG 门控，以精确重建完整的 3D 图像。

- 全容积（full volume）
  > ➢显示可达 100°×100° 的金字塔形数据集。
  > ➢可以使帧频＞30Hz，门控更强。
  > ➢可在机器上或离线操作处理图像。
  >> – 切割（cropping）。
  >> – 多平面重建。
  >> – 同时观察三个正交的切面。

➢用途

－心脏腔室的容积定量。

－左心室壁不同步性的评估。

－瓣膜病理学的检查。

➢优点：较大的金字塔形容积，最佳的时间和空间分辨率。

➢缺点：容易受到运动和电刀干扰。

－需心电门控。

－图像采集期间需暂停呼吸。

－图像必须在没有电刀的情况下进行采集。

－需要规则的心律以获得最佳图像。

－门控不佳时，可能会产生"拼接"伪像。

• 彩色全容积（full volume color）

➢显示 60°×60° 的金字塔形数据集。

➢用于：瓣膜病理学的检查（如 MR）。

➢优点：定位反流束（如 MV 修补失败后的状态）。

➢缺点：易受运动和电刀干扰。

－需要进行心电图门控。

－必须在图像采集过程中暂停通气。

－必须在没有电刀的情况下采集图像。

－需要有规律的心律。

－彩色多普勒取样框较小。

－即使有门控图像，时间分辨率也很低（帧频通常 < 20Hz），限制其诊断价值。

二、图像优化

- 切换为 3D 之前，应先优化 2D 图像。

- 在获取门控图像前先优化 ECG 波形。

- 暂停通气，并等待电刀暂停，再获取门控图像。

- 成像感兴趣的结构，可将成像所需容积调至最小。

- 将增益和压缩设置设在适中范围。

三、瓣膜成像

（一）二尖瓣（MV）

二尖瓣的 3D 成像需以标准 2D 扫查作为补充，以提高 MV 病理学诊断的准确性。

- 使用全容积或 3D 放大获得 MV 的标准正面（*en face*）视角（外科医生视角）。

  ➢ 标准采集是在 90° 和 120°（ME 两腔心和 ME 主动脉瓣长轴）下，但通常是获得 0° 和 90°（ME 四腔心和 ME 两腔心）的正交切面。

  ➢ 优化两个正交切面。

  ➢ 应包括主动脉瓣和左心耳用以确定方位。

  ➢ 采集后，旋转图像，使主动脉瓣处于 12 点钟的位置（图 21-1）。

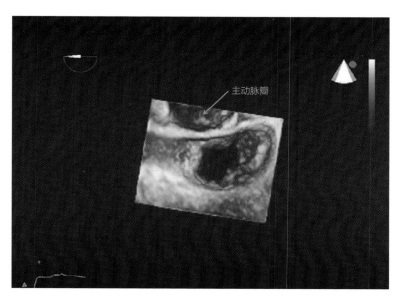

主动脉瓣

▲图 21-1　舒张期二尖瓣的 **3D** 全容积图像

- 二尖瓣反流患者应进行二尖瓣的彩色全容积检查。
- 二尖瓣的形态学信息
  - 通过左心室的高分辨率图像，超声心动图可在多个平面上追踪二尖瓣和瓣环。
  - 获得相关信息，如瓣膜高度、AP 和 PM 距离、主动脉瓣 – 二尖瓣夹角（aortomitral angle）及前后瓣叶的面积。

（二）主动脉瓣（AV）

- 标准的正面视角

195

➤ 通过 30°（译者注：原文有误，已修改）和 120° 的正

交切面获得（ME 主动脉瓣短轴和 ME 主动脉瓣长轴）。

➤ 优化正交切面。

➤ 采集后，旋转图像，从升主动脉侧观察主动脉瓣，右冠

瓣位于 6 点钟位置。

（三）三尖瓣（TV）

- 标准的正面视角

  ➤ 标准的采集角度为 0° 和 90°（ME 四腔心和改良双腔
  静脉切面）。

  ➤ 优化正交切面。

  ➤ 采集后，旋转图像，将主动脉瓣置于 12 点钟位置。

（四）肺动脉瓣（PV）

- 标准正面视角

  ➤ 标准采集角度为 0°（UE 升主动脉短轴切面）。

  ➤ 优化正交切面。

  ➤ 采集后，旋转图像，使隔瓣位于 12 点钟位置。

四、左心室成像

整个左心室的全容积采集可进行心内膜追踪用以 3D EF 估算，
并评估节段性室壁运动。

- 图像采集（图 21-2）

  > 0° 和 90°（ME 四腔心和 ME 两腔心）。

  > 采集整个左心室，包括左室心尖。

- 超声心动图医师通过 3D 软件在 ME 四腔心和 ME 两腔心切面中将标记放置于瓣环和心尖上。

- 然后使用该软件追踪心内膜并计算左心室收缩末期和舒张末期容积及 EF，已证明这种方法较 2D 评估更加准确。

- 同时得到带有彩色标记节段的左心室动画（图 21-3）。

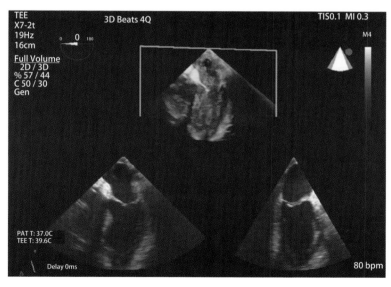

▲ 图 21-2　左心室的 3D 全容积图像

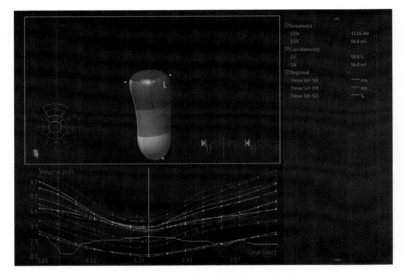

▲图 21-3　左心室节段的 **3D** 图像

五、辅助指导导管手术操作

（一）经导管的主动脉瓣置换

　　3D 全容积对于全身麻醉患者使用 TEE 探头测量经导管的主动脉瓣置换（transcatheter aortic valve replacement，TAVR）的主动脉瓣瓣环尤其有用。手术后 2D 和 3D TEE 可用于评估瓣周漏、瓣膜位置和瓣膜功能。值得注意的是，TAVR 是一种在造影引导下进行的手术，在欧洲和美国，在经股动脉的 TAVR 中，有逐渐不使用全身麻醉和 TEE 的趋势。

（二）间隔缺损或瓣周漏器械封堵

实时 3D 和 3D 放大可用于显示缺损的确切位置和大小，指引引钢丝的放置，以及在必要时引导经间隔的穿刺。实时 3D、3D 放大和全容积均可用于封堵前后缺损的评估。可以使用彩色 3D，但由于帧频低，通常用处不大。2D CFD 图像在手术操作前后都很有用。

（三）左心耳封堵

目前正在使用的有几种左心耳封堵器。在手术操作前，需获得左心耳的 3D 和 2D 图像。实时 3D 和 3D 放大对于引导跨间隔穿刺和将导丝引导进入左心耳很有用。随后可使用 3D 来显示封堵器在左心耳中的恰当位置。手术后 2D CFD 图像非常有用，可以确认左心耳中没有血流。

（四）二尖瓣夹子（mitral clip）

实时 3D 和 3D 放大可用于引导跨间隔穿刺并将装置引导到二尖瓣。固定夹到位后，可以使用 3D 全容积评估左心室功能并评估 MV 开放情况。左心室功能的 2D 图像、二尖瓣残余反流的 CFD 和二尖瓣流入压差的 PW 也是必不可少的评估。

附录 A　缩略语
Glossary of Acronyms

2D	two-dimensional	二维
3D	three-dimensional	三维
a'	peak late mitral annular velocity	舒张晚期二尖瓣环峰值速度
AA	aortic arch	主动脉弓
Afib	atrial fibrillation	心房纤颤
AI	aortic insufficiency	主动脉瓣关闭不全
AL	anterior leaflet	前瓣叶
Amax	peak atrial transmitral flow velocity	舒张晚期跨二尖瓣峰值血流速度
AML	anterior mitral leaflet	二尖瓣前叶
AR	aortic regurgitation	主动脉瓣反流
AS	aortic stenosis	主动脉瓣狭窄
ASA	atrial septal aneurysm	房间隔膨出瘤
ASD	atrial septal defect	房间隔缺损
ASH	asymmetrical septal hypertrophy	不对称性间隔肥厚
AV	aortic valve	主动脉瓣

AVA	aortic valve area	主动脉瓣面积
BSA	body surface area	体表面积
CFD	color flow Doppler	彩色多普勒
Ch	chamber	腔室
CHD	congenital heart disease	先天性心脏病
CI	cardiac index	心脏指数
cm/s	centimeters per second	厘米 / 秒
CM	cardiomyopathy	心肌病
CPB	cardiopulmonary bypass	心肺转流
CO	cardiac output	心输出量
CS	coronary sinus	冠状静脉窦
CSA	cross-sectional area	横截面面积
C-sept	coaptation-septum	二尖瓣瓣叶接合处 – 室间隔
c/s	cycles per second	周期 / 秒
CVP	central venous pressure	中心静脉压
CWD	continuous wave Doppler	连续多普勒
D	diastole	舒张期
dB	decibels	分贝
DGC	depth-gain compensation	深度增益补偿

DT	deceleration time	减速时间
DTG	deep transgastric	经胃深部
DVT	deep vein thrombosis	深静脉血栓
e'	peak early mitral annular velocity	舒张早期二尖瓣环峰值速度
ECG	electrocardiography	心电图
EDA	end diastolic area	舒张末期面积
EF	ejection fraction	射血分数
Emax	peak early transmitral flow velocity	舒张早期跨二尖瓣峰值血流速度
EOA	effective orifice area	有效口面积
ERO	effective regurgitant orifice	有效反流口
ESA	end systolic area	收缩末期面积
FAC	fractional area change	面积变化分数
FS	fractional shortening	缩短分数
HCM	hypertrophic cardiomyopathy	肥厚型心肌病
HK	hypokinesis	动力不足
HOCM	hypertrophic obstructive cardiomyopathy	肥厚型梗阻性心肌病
HR	heart rate	心率

IABP	intra−aortic balloon pump	主动脉内球囊反搏
IAS	interatrial septum	房间隔
IV	interventricular	心室间
IVC	inferior vena cava	下腔静脉
IVRT	isovolumic relaxation time	等容舒张时间
IVS	intraventricular septum	室间隔
kHz	kilohertz	千赫兹
L	left	左
LA	left atrium	左心房
LAA	left atrial appendage	左心耳
LAP	left atrial pressure	左心房压
LAX	long−axis	长轴
LCC	left coronary cusp	左冠瓣
LUPV	left upper pulmonary vein	左上肺静脉
LV	left ventricle	左心室
LVEDP	left ventricular end diastolic pressure	左心室舒张末期压力
LVH	left ventricular hypertrophy	左心室肥厚
LVOT	left ventricular outflow tract	左心室流出道
LV SAX	left ventricular short axis	左心室短轴

附录A

m/s	meters per second	米 / 秒
ME	midesophageal	食管中段
ME LAX	midesophageal long axis	食管中段长轴
MI	myocardial infarction	心肌梗死
MPA	main pulmonary artery	主肺动脉
MR	mitral regurgitation	二尖瓣反流
ms	millisecond	毫秒
MS	mitral stenosis	二尖瓣狭窄
MV	mitral valve	二尖瓣
MVA	mitral valve area	二尖瓣口面积
NCC	noncoronary cusp	无冠瓣
PA	pulmonary artery	肺动脉
PAP	pulmonary artery pressure	肺动脉压
PDA	patent ductus arteriosus	动脉导管未闭
PFO	patent foramen ovale	卵圆孔未闭
PG	pressure gradient	压力梯度或压差
PGE1	prostaglandin E1	前列腺素 E1
PHT	pressure half–time	压力降半时间
PISA	proximal isovelocity surface area	近端等速面积

PL	posterior leaflet	后瓣叶
PML	posterior mitral leaflet	二尖瓣后叶
PR	pulmonic regurgitation	肺动脉瓣反流
PRF	pulse repetition frequency	脉冲重复频率
PVar	pulmonary vein retrograde flow velocity	肺静脉逆向血流速度
PVd	pulmonary vein diastolic flow velocity	肺静脉舒张血流速度
PVs	pulmonary vein systolic flow velocity	肺静脉收缩血流速度
PWD	pulsed wave Doppler	脉冲多普勒
Qp	pulmonary flow	肺循环血流量
Qs	systemic flow	体循环血流量
R	right	右
RA	right atrium	右心房
RAA	right atrial appendage	右心耳
RAE	right atrial enlargement	右心房扩大
RAP	right atrial pressure	右心房压
RBC	red blood cell	红细胞
RCC	right coronary cusp	右冠瓣
RF	regurgitation fraction	反流分数

RIMP	RV myocardial performance index	右心室心肌功能指数
ROA	regurgitant orifice area	反流口面积
RV	right ventricle	右心室
RVE	right ventricular enlargement	右心室扩大
RVH	right ventricular hypertrophy	右心室肥厚
RVOT	right ventricular outflow tract	右心室流出道
RVSP	right ventricular systolic pressure	右心室收缩压
S	systole	收缩期
S/D ratio	systolic/diastolic ratio	收缩舒张比
SAM	systolic anterior motion	收缩期前向运动
SAX	short–axis	短轴
SVC	superior vena cava	上腔静脉
SVR	systemic vascular resistance	体循环血管阻力
TAPSE	tricuspid annular plane systolic excursion	三尖瓣环收缩期位移
TAVR	transcatheter aortic valve replacement	经导管主动脉瓣置换
TDI	tissue Doppler imaging	组织多普勒成像
TEE	transesophageal echocardiography	经食管超声心动图
TG	transgastric	经胃
TGA	transposition of great vessels	大动脉转位

times/s	times per second	次/秒
TOF	tetralogy of Fallot	法洛四联症
TR	tricuspid regurgitation	三尖瓣反流
TTE	transthoracic echocardiography	经胸超声心动图
TV	tricuspid valve	三尖瓣
TVI	time–velocity integral	时间速度积分
UE	upper esophageal	食管上段
US	ultrasound	超声
VC	vena contracta	缩流颈
Vp	propagation velocity	传播速度
VSD	ventricular septal defect	室间隔缺损

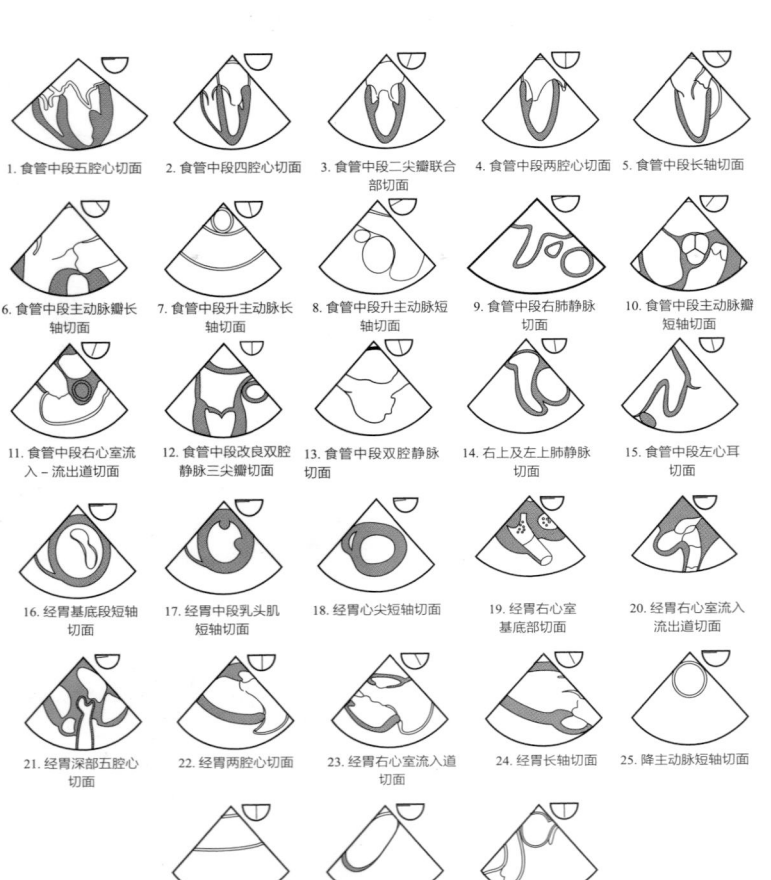

附录 B　经食管超声心动图（TEE）的不同切面视图

1. 食管中段五腔心切面

2. 食管中段四腔心切面

3. 食管中段二尖瓣联合部切面

4. 食管中段两腔心切面

5. 食管中段长轴切面

6. 食管中段主动脉瓣长轴切面

7. 食管中段升主动脉长轴切面

8. 食管中段升主动脉短轴切面

9. 食管中段右肺静脉切面

10. 食管中段主动脉瓣短轴切面

11. 食管中段右心室流入-流出道切面

12. 食管中段改良双腔静脉三尖瓣切面

13. 食管中段双腔静脉切面

14. 右上及左上肺静脉切面

15. 食管中段左心耳切面

16. 经胃基底段短轴切面

17. 经胃中段乳头肌短轴切面

18. 经胃心尖短轴切面

19. 经胃右心室基底部切面

20. 经胃右心室流入流出道切面

21. 经胃深部五腔心切面

22. 经胃两腔心切面

23. 经胃右心室流入道切面

24. 经胃长轴切面

25. 降主动脉短轴切面

26. 降主动脉长轴切面

27. 食管上段主动脉弓长轴切面

28. 食管上段主动脉弓短轴切面

改编自 J Am Soc Echocardiogr 2013;26:921–64.

沈月坤　译